防治失眠的**安神**食疗方

主编 郭 力 贾跃进

编 者（按姓氏笔画排序）：

王红微 齐丽娜 孙石春 孙丽娜
李 瑞 何 影 张 彤 张黎黎
董 慧

中国协和医科大学出版社

图书在版编目（CIP）数据

防治失眠的安神食疗方／郭力，贾跃进主编. —北京：中国协和医科大学出版社，2017.9

ISBN 978-7-5679-0676-1

Ⅰ. ①防… Ⅱ. ①郭… ②贾… Ⅲ. ①失眠-食物疗法-食谱 Ⅳ. ①R247.1 ②TS972.161

中国版本图书馆 CIP 数据核字（2017）第 222954 号

常见慢性病防治食疗方系列丛书

防治失眠的安神食疗方

主　　编：郭　力　贾跃进
策划编辑：吴桂梅
责任编辑：吴桂梅

出版发行：**中国协和医科大学出版社**
　　　　　（北京东单三条九号　邮编 100730　电话 65260431）
网　　址：www. pumcp. com
经　　销：新华书店总店北京发行所
印　　刷：中煤（北京）印务有限公司

开　　本：710×1000　　1/16 开
印　　张：11.5
字　　数：180 千字
版　　次：2017 年 9 月第 1 版
印　　次：2017 年 9 月第 1 次印刷
定　　价：38.00 元

ISBN 978-7-5679-0676-1

前　言

失眠是临床常见病症之一，虽不属于危重疾病，但失眠患者常常伴有紧张、焦虑、烦躁、抑郁情绪，会降低人体的免疫功能。失眠的危害，不仅仅是腹胀、腹痛、头痛、呕吐，现已成为诱发糖尿病、高血压、高脂血症、肥胖症、冠心病、脑血管病、口腔异味及大肠癌等疾病的重要因素，严重影响人们正常生活、工作、学习和健康。

随着现代社会人们生活水平的提高和饮食结构的改变，由于工作紧张、生活节奏加快、心理压力加大，失眠的发病率呈逐年上升的趋势，已逐渐成为目前发病率较高的疾病。而失眠之所以是困扰人们的一大难题，是因为它几乎不受年龄、阶层、性别等因素的影响，涉及的范围非常广泛。失眠患者长期服用镇静药或安眠药，使人记忆力下降，思维迟钝，甚至产生耐药性。

即便如此，患了失眠也不必过于惊慌，做好肠道保健是健康的关键，除了坚持运动、规律生活作息和调整心情外，健康的饮食是最不可或缺的一环。中医讲"药食同源"，就是人们常说的"药补不如食补，药疗不如食疗"。饮食疗法因其效果明显、简便易行、没有毒副作用而日益为人们所推崇。那么吃什么、怎么吃才能防治失眠呢？

目前，食疗方法大多为医生所掌握，寻常百姓对各种疾病的食疗知识了解甚少。因此，尽快普及营养科学知识，及时指导人们建立健康、文明、科学的生活方式是当务之急，本书就是为此而编写的，目的就是使读者通过食疗防病治病、保健养生。

本书详细地介绍了失眠的基础知识和患者的饮食原则，科学系统地介绍了失眠患者适宜食用的主食、粥、羹、菜肴、汤肴以及茶饮方等菜谱。对每一道食谱的原料、制作、用法、功效都做了详细的阐述，并配有精美的图片，既见效，又安全。

　　本书融知识性、实用性、科学性和趣味性为一体，为失眠的防治提供了行之有效的食疗防治知识。

　　本书作为家庭常用书籍，适用于失眠人群阅读参考。

　　由于编者水平有限，书中难免存在疏漏或未尽之处，恳请广大读者批评指正。

编者

2017 年 1 月

目　录

第一章　失眠的基础知识

第一节　什么是失眠

失眠的概念与典型症状

1. 失眠的概念

失眠被中医称为"目不瞑""不得眠""不得卧"，西医则称之为睡眠失常、入睡和维持睡眠障碍。失眠是指由于各种原因所引起的入睡困难、无法入睡或无法保持睡眠状态，睡眠断断续续不连贯，睡的深度过浅，睡后过早地醒来，醒后则不能再继续入睡，有睡眠不足、全身乏力和倦怠的感觉。失眠轻者表现为入睡困难，睡着以后容易醒，或醒后睡不着；重者则彻夜不眠，而且还常常伴有白天精神疲倦、头晕、头痛、心悸、健忘以及心神不宁等现象。

2. 失眠的典型症状

失眠的典型症状有以下几种：

（1）不易入睡

失眠患者很难进入平稳的睡眠状态，躺在床上翻来覆去、辗转难眠，入睡时间要比正常情况延迟或推后 1~3 个小时，睡眠时间明显减少。

（2）睡眠质量差

大多数的失眠患者虽然能够入睡，但是他们的睡眠并不能有效地解除疲乏，睡醒后仍然有疲劳感和不适感。

（3）多梦、易醒

失眠患者自己感觉睡眠不实，似睡非睡，一闭眼就做梦，稍有动静就惊醒，而且失眠者做的梦大多都是令人不愉快或者恐惧的噩梦。失眠患者非常容易从恐怖惊险的梦境中惊醒，并冒出冷汗、紧张、心悸、面色苍白。

（4）早醒

早醒是失眠患者最为典型的失眠症状，是指失眠患者在早晨 4 点多即从睡眠中醒来，醒后疲乏无力，难以再入睡，而且醒后感到不适，心情不放松，反而烦躁郁闷、闷闷不乐。

（5）睡眠感觉障碍

睡眠感觉障碍是指失眠患者缺乏睡眠的真实感觉。具体是指同一房间的人感觉其他人睡得很香，鼾声四起，但是患者自身却感觉没睡着。

（6）头晕、头痛

正常人早晨起床时头脑清醒，而失眠患者早晨起床后头脑却昏昏沉沉，甚至头痛，站立起身时也站不稳。

（7）很少外出

失眠患者由于白天精神差，工作或学习时难以集中注意力或记忆力欠佳，对家庭和社交活动也没有兴趣，只想补觉，而这种状况反过来会增加夜里难以入睡、烦躁的状况，如此反反复复就会形成恶性循环。

（8）精神疲惫

失眠患者夜里兴奋不眠，白天却昏昏欲睡、疲惫不堪、无精打采。常常注意力不集中、思维迟钝、思考效率减退，情绪上难以控制，情绪抑郁、焦虑、恐惧、易激怒等，同时还易有疑虑等精神症状。

二、中医对失眠原因的认识

中医学认为失眠的原因很复杂，主要是由于思虑过多、劳逸失调、素质不足、病后体虚、精神或饮食不节等因素，均可影响心神而导致失眠。

1. 思虑劳倦，内伤心脾

思虑劳倦太过，伤及心脾。心脾不足，造成营血亏虚，以致心神失养，导致不寐。

2. 阳不交阴，心肾不交

多由久病伤阴，或房事不节，或思虑太过，情志郁而化火，或外感热病、心火独亢等因素导致心肾阴阳失调，阳不交阴，心阳、心火偏亢，心神不宁，而致本病。

3. 阴虚火旺，肝阳扰动

情志所伤，肝郁不舒，郁而化火，火性上炎，或阴虚阳亢，扰动心神以致失眠。

4. 心虚胆怯，心神不宁

平素体弱，心胆素虚，或因暴受惊骇，精神紧张，善惊易恐，终日惕惕，渐至心胆虚怯而致本病。

5. 胃气不和，夜卧不安

饮食不节，肠胃受伤，宿食停滞，酿为痰热，痰热上扰，胃气不和而致不得安寐。

三、西医对失眠原因的认识

失眠症有家族聚集性，但环境因素对失眠症起病也有重要作用。就目前来讲，许多失眠问题虽然还无确切的致病原因，但应肯定这是生物、心理、社会等多种因素共同作用的结果。失眠的主要原因不外乎内部原因和外部原因。在查找一个人的失眠相关因素时必须全面考虑，大致包含以下生物、心理、社会等方面的因素。

1. 失眠的内部原因

从内因来讲，主要指遗传因素、性格特征、心理素质等。例如，家族中有2人以上无明确原因而出现的失眠多与遗传有关。失眠也可有年龄因素，如女性40岁以后体内雌二醇激素水平逐年下降会导致睡眠减少；老年人在躯体、心理、社会功能衰退过程中受到各种因素影响，容易失眠。总之，各种各样的外在原因作用于人的躯体和心理，通过内因起作用，可以导致或加重失眠。

2. 失眠的外部原因

（1）旅行时差

主要发生在长距离旅行时，表现为失眠、睡眠-觉醒节律改变、白天过分思睡。这种障碍在长距离的快速跨时区旅行时几乎都会发生。

（2）睡眠-觉醒节律因素

常因日夜倒班、夜生活为主，使睡眠-觉醒节律紊乱而导致失眠。

（3）适应性失眠

主要由于应激刺激、冲突、环境改变引起情绪波动，使原来的睡眠模式改变。常见原因有：①工作、学习繁重，压力过大或身心过度疲劳；②事业面临重大转变（晋升、降级、下岗、失业、失学等），有时应激刺激可能来自一些常见现象，例如新学年开始、学校中的测验或考试、员工的绩效考核等；③人际关系冲突或内心冲突，例如家庭矛盾或家庭冲突等；④生活发生重大改变（结婚、离婚、分娩等）；⑤突然发生非常令人害怕的事件，如地震、水灾、失火、被偷、遭抢等。这些原因可以作为单因素出现，也可几种因素同时出现，互相作用。

（4）饮食因素

如睡前过于饱食或夜间饥饿难忍，或进食不消化食物，睡前饮咖啡、浓茶、酒等，均可导致失眠。

（5）不良的睡前习惯

失眠者可由于不良的睡前习惯而破坏睡眠节律。如睡前看书对有些人能起到安眠作用，而对另一些人则起到兴奋作用。这主要取决于看的是什么书，例如专业技术书、古文诗词有安眠功能；紧张刺激的武侠小说、言情小说等则容易引起失眠。

（6）不当使用药物

长期使用催眠药物的人如果突然停药，会引起或加重失眠。大剂量应用时，糖皮质激素（如泼尼松、地塞米松、泼尼松龙等药物）可引起机体的兴奋性增高，而导致多汗等症状。夜晚服用平喘药（如氨茶碱、麻黄碱等药物），由于其中枢神经兴奋作用，常常影响睡眠。利尿剂使用后可使排尿次数增多，若睡前服用，常因小便增多而影响睡眠。同时，大量不当使用利尿药可引起电解质紊乱，如排钾利尿药

（氢氯噻嗪）会引起体内缺钾，可诱发心血管节律障碍，也会导致失眠。

（7）疾病因素

①躯体疾病：失眠可导致某些躯体疾病，也可以由各种躯体疾病引起。②精神障碍：如抑郁障碍或焦虑障碍常常可以有失眠症状。③特殊的睡眠障碍所致失眠：如夜惊症、梦魇或睡眠呼吸暂停综合征等，可引起失眠。

（8）环境因素

各种室内和室外噪声以及环境中的不利因素均应设法避免。例如，来自冰箱的启动响声、他人的鼾声等，苍蝇、蚊子和宠物等干扰，温度和湿度过高和过低等，都可引起失眠。

四、失眠的类型

1. 按失眠的表现形式分类

（1）初段失眠

难以入睡，上床30分钟之后仍不能入睡（要注意区分其入睡时间）。

（2）中段失眠

睡眠浅，多噩梦或者半夜12点以前醒来难以再入睡，但终究还是又睡着了。

2. 按失眠的历时长短分类

（1）短暂性失眠

通常失眠仅持续几天或几周，随着应激刺激的消失，失眠也随之消失。其原因：一是过度警醒（如兴奋、焦虑、瘙痒、疼痛、咳嗽、摄入刺激性药物或食物、性生活等）；二是24小时昼夜节律改变（如高速空中跨时区旅行及昼夜轮班工作等）；三是环境因素（如噪声、高温、变更住所等）。

（2）持久性失眠

失眠时间持续3个月以上。持久性失眠临床上包括下列几种情况：

①阻塞性睡眠呼吸暂停综合征：上呼吸道被舌头或咽峡间断地阻塞，并伴发失眠。其特征为夜间睡眠中出现间歇性呼吸暂停而造成失眠或常常觉醒，白天嗜睡或打盹；致病因素消除后睡眠可恢复正常。②周期性肢体运动障碍：在睡眠期间腿部或者上肢或其他部位不自主地快速而刻板地运动，间歇性发作，每次持续20~40秒，重者每晚发作数百次。常有大拇指外展，踝、膝以及臂关节部位弯曲，夜间睡眠连续被打断，白天嗜睡。主要通过多导睡眠图确诊，安定类药物有满意疗效。③睡眠时相提前综合征：每晚早早入睡，清晨很早起床，多见于老年人。睡眠时相延迟综合征：在常规睡眠时间内，特别是在凌晨2时前难以入睡，但总的睡眠时间并不短。④心理性失眠：表现为入睡困难和早醒。由睡眠卫生不良、心情紧张、沮丧以及抑

郁等原因所致。⑤神经、精神疾病所致的失眠：精神疾病如神经衰弱、焦虑症、恐惧症、强迫性神经症、情感性精神障碍、精神分裂症等；神经系统疾病如神经系统退行性病变、阿尔茨海默病（老年痴呆）、帕金森病、睡眠型癫痫病以及头痛等。

五、失眠的中医分型

1. 肝郁化火

症状：不寐，情绪急躁易怒，口渴喜饮，不思饮食，目赤口苦，小便黄赤，大便秘结。舌红，苔黄，脉弦而数。

证候分析：忧怒伤肝，肝失条达，气郁化火，上扰心神则不寐；肝气犯胃则不思饮食；肝火乘胃，胃热则口渴喜饮；肝郁化火、急躁易怒；火热上扰，故目赤口苦；小便黄赤，大便秘结；舌红、苔黄、脉弦数均为热象。

2. 痰热上扰

症状：不寐，心烦，痰多胸闷，吞酸恶心，恶食嗳气，口苦，头重目眩。苔腻而黄，脉滑数。

证候分析：积湿成痰，宿食停滞，因疾生热，痰热上扰则心烦不寐；清阳被蒙，故头重目眩；痰湿壅遏于中，气机不畅，胃失和降，故见胸闷、恶食嗳气或呕恶；苔黄腻、脉滑数为痰热、宿食内停之征。

3. 阴虚火旺

症状：心悸不安，心烦不寐，头晕耳鸣，健忘，腰酸梦遗，五心烦热，口干津少。舌红，脉细数。

证候分析：肾阴不足，不能上交于心，心肝火旺，虚热扰神，故心悸不安，心烦不寐；肾精亏耗，髓海空虚，故头晕，耳鸣，健忘；腰府失养则腰酸；精关不固，故而梦遗；口干津少，五心烦热；舌红、脉细数都是阴虚火旺之象。

4. 心脾两虚

症状：多梦易醒，心悸健忘，头晕目眩，肢倦神疲，面色少华，饮食无味，舌淡，苔薄，脉细弱。

证候分析：心脾亏虚，血不养心，神不守舍，故多梦易醒，心悸，健忘；血虚不荣，故面色少华，舌淡；气血亏虚，不能上奉于脑，清阳不升，故头晕目眩；脾失健运，则饮食无味；血少气虚，故肢倦神疲，脉虚弱。

5. 心胆气虚

症状：不寐多梦，容易惊醒，胆怯心悸，遇事善惊，气短倦怠，小便清长。舌淡，脉弦细。

证候分析：心虚则心神不安，胆虚则善惊易恐，故多梦易醒，心悸善惊；气短倦怠，小便清长乃气虚之象；舌淡，脉弦细均为气血不足之表现。

六、诊断失眠的"标准"

目前失眠的临床诊断是根据中国精神疾病分类方案与诊断标准（CCMD-2-R）中规定：①以睡眠障碍为几乎唯一的症状，其他症状均继发于失眠，包括难以入睡、睡眠不深、易醒、多梦、早醒、醒后不易再睡，醒后感觉不适、疲乏或白天困倦。②上述睡眠障碍每周至少发生3次，并持续1个月以上。③失眠引起显著的苦恼，或精神活动效率下降，或妨碍社会功能。④不是任何一种躯体疾病或精神障碍症状的一部分（如果失眠是某种精神障碍如神经衰弱、抑郁症症状的一个组成部分，不诊断为失眠症）。

七、失眠的危害

1. 严重影响工作与学习

从短期效应来看，睡眠不足直接影响第二天的工作与学习，如果前一晚失眠，一般人在第二天都会显得精神萎靡、疲惫无力、情绪不稳定、注意力不集中等。偶尔的失眠带来的是第二天的疲倦和动作不协调；长期失眠的人预示有职业行为不佳、注意力不能集中、记忆出现障碍、工作力不从心等状况，事故发生概率较睡眠正常的人高2倍。

2. 容易引发焦虑症

从长远的角度来看，失眠的危害更大。大多数患者长期失眠，越想睡越睡不着，越急越无法入睡，易引发焦虑症，出现易激惹、情感脆弱、多愁善感、自我封闭、人际关系紧张、对生活缺乏兴趣、性欲减退、易抑郁等精神症状。失眠人群患抑郁症的人数为正常人的3倍，抑郁症伴严重失眠的患者自杀率大大增加。近年来，由于各种压力，导致很多中青年人和大学生都存在抑郁、焦虑以及失眠等现象，中青年人和大学生的自杀率有增无减，成为家庭、社会不安定的重要因素。

3. 容易引起多种疾病

失眠与躯体疾病关系密切，睡眠不足会使人体免疫力下降，容易患感冒，加重其他疾病或诱发原有疾病的发作，如心脑血管病、糖尿病、胃肠道疾病等疾病。实践证明，手术后的患者如果睡不好，将明显延长伤口愈合的时间。可以说，如果患者的基本睡眠得不到满足，他们身体康复的希望微乎其微。儿童如果患有严重睡眠不足，就会影响其身体发育，因为在睡眠时，特别是深睡期的脑内分泌生长激素最多，而生长激素是促进孩子骨骼生长的主要物质。生长激素还能使皮肤细胞加速新陈代谢，燃烧体内脂肪，维持人体代谢，使其处于"年轻"状态，故睡眠充足的人容颜滋润靓丽、身材匀称。以上列举的是睡眠不足直接危害个人健康，进而造成个人生活质量严重下降的现象。

4. 间接引起社会经济损失

睡眠不足间接引起的经济损失和危害更是触目惊心。由于白天身体疲劳、精神萎靡，大大增加了工作时意外事故发生的机会。有资料表明，在美国由于失眠造成的车祸占整个车祸发生率的7%。早在1990年，美国就有统计资料指出，因失眠造成的直接医疗费用支出以及因失眠造成的生产下降、病假和意外事故伤害等所导致的经济损失为154亿美元。如再加上因失眠加重了其他疾病而造成的医疗费用支出，按最保守的估计，每年经济损失高达300亿~359亿美元。在英国，当时估计此项经济损失每年在300亿~350亿美元。这些都说明了失眠问题之严重，影响之大。

5. 具有一定的社会性危害

失眠对人的社会性也会造成极大的危害。由于长期陷入对于睡眠的担心与恐慌中，人会变得多疑、敏感、易怒，且相当缺乏自信，这些势必影响人们在家庭和工作中各方面的人际关系，从而使人产生孤独感、挫败感。

八、失眠的预防

1. 病因防治

对于身体因素、起居失常、环境因素等造成的失眠，宜采用病因疗法，即消除失眠诱因。对身患各种疾病从而影响安眠的患者，应当首先治疗原发病，再纠正继发性失眠。

2. 心理防治

平素宜加强个人修养，遇事乐观超脱，不过分追求能力以外的名利，是避免情志过极造成失眠的良方。青年人则应学会驾驭自己的情感，放松思想；老年人则要学会培养对生活的浓厚兴趣，每天对生活内容做出紧凑的安排，防止白天萎靡不振。心理治疗常用的方法有自我暗示法，即上床前放松精神，建立自信心，并对自己说："今晚我一定能睡着。"躺好后默念："我头沉了，我疲劳了；我肩沉了，我很累了；我臂沉了，工作完成了；我腿沉了，我要睡了。"长期进行这样的自我训练，可以形成良好的条件反射，上床就能睡着。

3. 体育防治

体育防治也可以说是运动防治。体育锻炼不仅能改善体质，加强心肺功能，使大脑得到更多新鲜血液，而且有助于增强交感-副交感神经的功能稳定性，对防治失眠有良好作用。一般在睡前2小时左右可如睡前瑜伽、睡前健体操等选择一些适宜项目进行锻炼，以身体发热、微微出汗为度。

4. 药物防治

安眠药治疗失眠应用面最广，但一般来说，不到不得已时不宜使用或尽量少用。安眠药一经服用往往产生依赖性、成瘾性，对肝、脑以及造血系统还有不良作用，易发生药物中毒反应。此外，安眠药还会打乱睡眠周期节律，影响脑力恢复。所以安眠药偶尔用、短期用较好，对于中老年人以及失眠不严重的人选用中成药为佳。

5. 食物防治

失眠者可适当服用一些有益睡眠的食物，如蜂蜜、桂圆、牛奶、红枣、黑木耳等，还可配合药膳保健。药膳种类很多，可根据个人的体质和症状辨证选择。常用药膳有茯苓饼、银耳羹、百合粥、莲子粥、山药牛奶羹等。此外，猪脊骨汤的效果也很好。

第二节　防治失眠的安神饮食

一、防治失眠的饮食原则

1. 根据辨证，对症进食

进食是饮食疗法的关键所在。食物有寒、热、温、凉四性与辛、甘、酸、苦、咸五味，其性能和作用是各不相同的。所以在进行食疗时，必须以中医理论为指导，根据失眠患者的特点，在辨证的基础上立法、配方、制膳，以符合所需的食疗、食补及营养的不同要求。失眠证属肝肾阴虚引起者，应选食生地黄、百合、枸杞子、黑豆、甲鱼以及青菜等具有滋补肝肾、养阴清热作用的药膳；属于心脾两虚所致者，应选食大枣、五味子、小米、当归、桂圆肉、猪肉等补养心脾的药膳；属于脾肾阳虚者，应多食羊肉、鸽蛋、核桃仁以及鳝鱼等补肾助阳的食物。依据饮食的属性，结合失眠寒热虚实等的不同发病机制合理选择食物，有助于失眠的治疗及康复。

2. 因人而异，恰当选食

食疗应因人而异，不同年龄、不同性别以及不同体质的失眠患者用膳是不尽相同的。不同年龄有不同的生理特征，儿童生长快，代谢旺盛，但是稚阴稚阳易伤食罹虫，所以饮食应注意健脾消食，可多选食山药粥、蜜饯山楂等，慎食温热峻补、不易消化之食物；老年人脏腑功能减退，气血已衰，易于失眠，则宜食温热熟烂食物及易消化而性温滋补之品，适当选具有安神助眠作用的饮食，忌食黏硬生冷之食物。

在生理特点上男女有别，在饮食的选择上也就有所不同，男性多宜滋补肝肾，女子则常宜调补气血。女性有经带胎产，屡伤气血，所以常气血不足，平时应适当多食一些具有补益气血功能的饮食。经期、孕期宜多食具有养血补肾作用的食物，分娩后则应考虑气血亏虚及乳汁不足等，适当多食益气血、通乳汁的食物，比如归参炖母鸡及炖猪蹄等。

体质偏热之人，宜适当多食寒凉性食物，少食辛燥温热食物；体质偏寒之人，宜适当多食温热性食物，少食生冷偏寒之物。体胖之人多痰湿，宜适当多食具有健脾化痰功用的食物；体瘦之人多火，宜适当多食滋阴生津的食物；脾胃功能不佳者，可以常食山药莲子粥等以健脾和胃。

天人相应，"四时阴阳者，万物之根本也"，四时气候的变化对人体的生理功能、病理变化都有一定的影响，所以食疗还应注意气候特点，注意根据气候的变化调整饮食。"一方水土养一方人"，地域不同，人的生理活动、饮食特点以及病变性质也不尽相同，所以食疗还应注意地域特点，如东南沿海地区气候温暖潮湿，居民易感湿热，宜食清淡除湿的食物；而在西北高原地区气候寒冷干燥，居民易受寒伤燥，则宜食温阳散寒或者生津润燥的食物。

3. 合理搭配，防止偏食

合理搭配饮食，应依据食物的不同性味加以合理的安排，这就是人们所说的营养学原则。在主食中，粗粮和细粮要同时吃，不可单一偏食。以赖氨酸为例，小米和面粉中含量较少，而甘薯和马铃薯中则较多。粗粮含有较丰富的维生素 B_2、烟酸，而精米、精面中则较少。以粗细、干稀以及荤素搭配而成的饮食，营养丰富全面，可满足机体需要，促进疾病康复。由于食物具有不同的性味，如饮食过寒过热，食之过量，甚至偏食，易伤脾胃，造成阴阳失调、脏腑功能紊乱，久而久之，或生热、化火，或寒从中生，酿成疾患。因此，食疗时要讲究疗程，不宜长时间单纯食用某一种或者某一类食物，要避免食疗过程中的偏食。

4. 重视营养，安神补脑

失眠的发生是由于大脑正常的兴奋和抑制过程失调而成，重视大脑的营养，注意安神补脑，为运用食疗治疗失眠的重要一环。大脑需要的营养物质主要有脂类、蛋白质、糖类、维生素及微量元素等，所以失眠患者应特别注意食用富含这些物质的食物。富含脂类的食物有鱼类、蛋黄、大豆、玉米、猪脑、羊脑、香油、核桃等，富含蛋白质的食物有猪瘦肉、羊肉、牛肉、鸡肉、奶、蛋、鱼及豆制品等，富含B族维生素的食物有干果、豆类、动物内脏、酵母等，在新鲜蔬菜和水果中则富含维生素C，富含微量元素的食物则有牡蛎、动物肝肾、粗粮、豆制品、鱼肉、菠菜以及大白菜等。能够调节神经系统功能、有镇静催眠作用的食物有小米、小麦、核桃、莲子、百合、牛奶、红枣、紫菜、猪心、黑木耳、甲鱼等。

5. 注意日常饮食宜忌

注意日常饮食宜忌为饮食调养的基本原则，也是获得食疗效果的重要一环。对失眠患者来说，饮食要定时定量，每餐进食以吃八分饱为宜，晚餐不宜过饱也不宜过少，以防"胃不和则卧不安"。平时饮食以清淡易消化、富有营养为原则，尽可能少食肥腻及辛辣刺激性食物，宜适当多摄入一些富含蛋白质、钙及色氨酸的食物，可以有意识地选用一些安神补脑食物，晚睡前忌喝浓茶及浓咖啡等具有兴奋作用的饮料。

二、最佳调养食品

1. 牛奶

牛奶性平，味甘，具有补虚损、益肺气、润皮肤、解毒热、润肠通便等功效，为人们最熟悉的营养品。牛奶含有丰富的蛋白质、钙质，尤其是牛奶中的钙与蛋白质是结合在一起的，两者极易被人体吸收，是最好的高蛋白、高钙、低胆固醇食品，可以作为补充蛋白质和钙的良好来源。牛奶可以降低体内胆固醇，从而达到减缓心脑血管疾病发生和发展的目的。喝牛奶可延缓衰老、增强体质，对维持身体良好的营养状况、延缓心脑血管疾病的发生及发展大有好处。

牛奶是病后康复及虚弱劳损患者物美价廉的保健食品，对失眠患者来说，常饮牛奶可改善睡眠、增强记忆、消除头晕乏力等自觉症状，因此失眠患者宜坚持饮用。

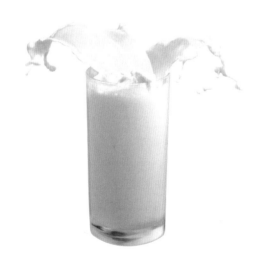

2. 玉米

玉米性平，味甘，具有降糖降脂、健脾益胃、和中利尿以及抗动脉硬化等功效。玉米的营养较为丰富，长期食用可使血中胆固醇降低、软化血管、降低血脂及延缓动脉硬化。

失眠患者经常食用玉米可改善脑细胞功能，促进睡眠，减轻头晕、健忘以及神疲等自觉症状，对证属心脾两虚型、痰热内扰型及气滞血瘀型者十分适宜。应当注意的是，玉米应与豆类、大米、小麦面等混合食用，以使其营养价值提高。

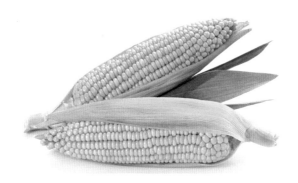

3. 小麦

小麦性凉，味甘，具有清热除烦、养心安神、补虚益肾以及厚肠胃、强气力等功效，为日常生活中不可缺少的主食之一。现代研究显示，小麦营养丰富，含有蛋白质、糖类、脂肪、卵磷脂、精氨酸、麦芽糖、蛋白酶、维生素等成分，不仅可以给机体提供热能，还可增强细胞活力，改善脑细胞功能，镇静安神，增强记忆，抗

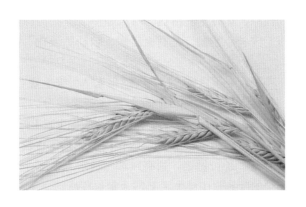

衰老，防止心脑血管疾病。作为主食，失眠患者宜常食之。

常吃小麦对心脾两虚所致的脏燥、烦热、消渴、虚损以及失眠等有一定的防治作用，为失眠患者的理想食物。

4. 大豆

大豆乃"豆中之王"，其味甘，性平，具有益气养血、润燥利水、健脾宽中、活血解毒、健脑益智以及安神等作用。大豆的营养成分比较全面，具有很高的营养价值。因此有"植物肉"、"绿色牛奶"的美誉。黄豆中的脂肪含量为15%~20%，以不饱和脂肪酸居多，其中的油酸、亚油酸有使胆固醇降低、软化血管作用，有营养神经、健脑安神的功效，因此被营养学家推荐为防治高血压病、冠心病、脑动脉硬化、神经衰弱以及失眠等的理想食品。

食用大豆应以豆制品为主。大豆作原料可加工成上百种豆制品，常食用的有豆腐、豆浆、豆芽、豆腐干以及腐竹等。

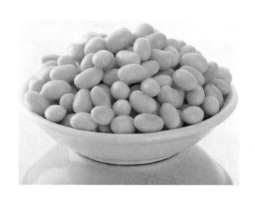

5. 芹菜

芹菜味甘、苦，性凉，具有平肝清热、祛风除湿、醒脑提神以及润肺止咳之功效，经常食用能降压、安神、醒脑，是高血压病、脑动脉硬化、神经衰弱以及失眠等患者的优质蔬菜。

现代研究证实，芹菜含有蛋白质、糖类、维生素 A、维生素 C、维生素 P，以及烟酸、钙、铁、磷、芹菜苷、挥发油、胡萝卜素等营养成分，其蛋白质、钙、磷、铁以及维生素的含量高于一般蔬菜。芹菜中含有丰富的维生素 P，可以降低毛细血管的通透性，软化血管，具有降低血压和血脂的作用。芹菜富含营养，色鲜味美，炒食及凉拌均可，荤素皆宜，还可做馅，别有风味。通常人们只是食用芹菜的茎，弃掉叶片和根，其实芹菜的叶和根中维生素 P 的含量也较高。

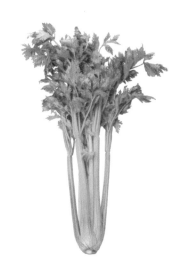

6. 黄花菜

黄花菜古人叫作安神菜，味甘，性微寒，具有清烦热、安神志以及明耳目之功效，《本草正义》中说，"又令人恒以治气火上升，夜少安寐，其效颇著"，可见其安神助眠作用很好，适用于各种失眠症患者食用。

现代研究证实，黄花菜含有维生素 A、维生素 C、B 族维生素和蛋白质、脂肪等成分，具有安神、催眠、健脑以及抗衰老等作用，有"健脑茶"之美誉，可以明显改善神经衰弱及失眠患者头晕失眠、心烦急躁等症状。临床观察表明，食用黄花菜确能改善神经衰弱造成的失眠，延长其睡眠时间；增强记忆力，提高工作效率。平时多食黄花菜，还能够起到充沛精力、预防失眠的作用。

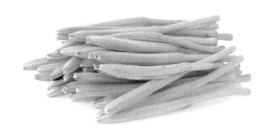

7. 百合

百合质地肥厚，色泽洁白，甘美爽口，清香醇甜，不仅是营养丰富的滋补上品，也是一味养阴润肺、清心安神的良药，十分适宜于肺阴亏虚所致的燥热咳嗽、久咳不止、痰中带血，以及虚火内扰所致的虚烦惊悸、失眠多梦以及精神不安等患者食用。

现代研究证实，百合含有淀粉、脂肪、蛋白质、钙、磷、胡萝卜素、维生素 B_1、维生素 B_2、维生素 C 及秋水仙碱等成分，其营养价值十分高。百合所含的秋水仙碱有养心安神作用，同时百合能调节神经系统功能，缓解或者平息情绪激动，使人感到欣快，从而有治疗失眠、改善情绪的作用。

临床常用百合治疗伴有失眠的情志疾病。妇女绝经期失眠也可用百合作食疗方，用百合煮粥或煲肉汤治疗用脑过度导致的神经衰弱、失眠均取得了良好的效果。百合除与其他药物组方用作中药汤剂外，也为日常生活中常用的食疗佳品。

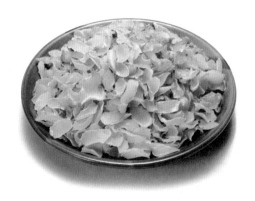

8. 山药

山药味甘、性平，是药食两用之品，具有健脾胃、益精气以及安神志之功效。山药的安神作用十分明显，治疗失眠的效果良好。古代文献中有很多关于山药直接作用于心而有补心气、安心神以及开达心窍，主治失眠健忘的记载，如《药性论》中记载，山药"镇心神，安魂魄"，肯定了山药直接养心安神的作用。

现代研究证实，山药含有淀粉、糖类、蛋白质、多种氨基酸、胆碱、皂苷及维生素C、多酚氧化酶、淀粉酶、碘、磷、钙等成分，山药中的胆碱可与乙酰辅酶 A 在体内合成乙酰胆碱，而乙酰胆碱是大脑中的重要物质，参与学习、思维以及记忆活动，对大脑功能有调节作用。

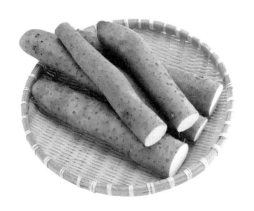

9. 大枣

　　大枣味甘，性平，具有健脾养胃、益气强身、养血生津以及健脑宁神等功效，乃药食两用之品。适宜于脾虚便溏、胃虚食少、气血不足、营卫不和、心悸怔忡以及失眠健忘等患者食用。

　　大枣有良好的滋补作用，有"活维生素 C 丸"之称。现代研究证实，大枣中所含的维生素 P 能健全人体的毛细血管，对于防治高血压、冠心病等心脑血管疾病大有好处；含有的环磷腺苷有扩张血管的作用，能够改善心肌的营养状况，增强心肌收缩力，有利于心脏的正常活动。另外，大枣还有增强肌力、保护肝脏、降低胆固醇及镇静、镇痛、抗炎、抗过敏等作用。大枣适合于体质虚弱、心脑血管疾病等患

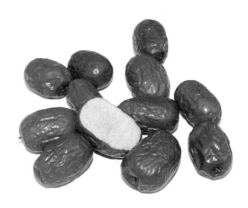

者食用。有研究表明，每晚用大枣 30~50 克，水煎饮汤食枣，有较好的催眠效果，对中医证属心脾两虚型之失眠患者十分适宜。

10. 蜂蜜

蜂蜜味甘，性平，具有润肺补中、清热解毒、健脾益胃、养血护肝、润肠通便、缓急止痛、益寿养颜、强壮身体等作用。适宜于肠燥便秘、肺燥咳嗽、肝硬化、肝炎、神经衰弱、贫血、失眠、高血压病、心脏病等，以及体质虚弱者滋补食用。蜂蜜是失眠患者的食疗佳品，经常食用对改善睡眠，减轻头晕、耳鸣、健忘、心烦以及乏力等症状大有帮助，尤其适宜于中医辨证属于心脾两虚型、阴虚火旺型和肝郁化火型之失眠患者食用。

蜂蜜是男女老幼皆宜的优良滋补品，常吃蜂蜜可以促进人体组织的新陈代谢，增进食欲，改善血液循环，恢复体力，消除疲劳。但食用蜂蜜不能煮沸，也不宜用沸水冲服，最好以低于 60℃ 的温开水冲服，或拌入温牛奶、豆浆、稀粥中服用。

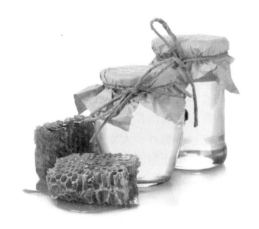

11. 鸡蛋

鸡蛋味甘，性平，具有滋阴润燥、养血安神以及补脾和胃的功效。适用于阴血不足所致的烦躁、失眠、心悸，血虚所致的乏力、头晕、神疲，肺胃阴伤之失声、咽痛、呃逆，以及病后体虚、营养不良等，鸡蛋为大众化的廉价滋补品，也是失眠患者的食疗佳品。

鸡蛋含有蛋白质、氨基酸、维生素以及无机盐等营养成分，鸡蛋的蛋白质是食物中质量、种类、组成平衡中最优良的理想蛋白质，含有人体必需氨基酸，蛋黄中含有的卵磷脂及卵黄磷蛋白对维护脑细胞的正常功能、保持其代谢活性有重要作用，为神经衰弱及失眠患者康复的好帮手，神经衰弱及失眠患者宜常食之。

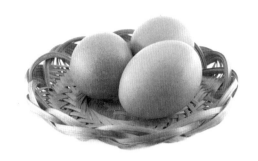

12. 香蕉

香蕉味甘，性寒，具有养阴润燥、清热解毒、润肠通便、通血脉、健脑益智、填精髓以及降血压等功效，是热病烦渴、老年便秘、冠心病、脑动脉硬化、高血压病、失眠、神经衰弱以及痔疮等患者的食疗佳品。

现代研究证实，香蕉除含有丰富的糖类、淀粉、蛋白质、果胶之外，还含有维生素 A、维生素 C、维生素 E 及钾、钙、铁等物质，其营养价值颇高。香蕉含有血管紧张素转换酶抑制物质，可以抑制血压升高；香蕉含钠量极低，含钾量却很高，可拮抗钠离子过多导致的血压升高和血管损伤，有助于保护心肌细胞及改善血管功能。

香蕉对大脑细胞有较高的营养作用，被尊称为"智慧之果"，为智慧的源泉。香蕉中含有 20% 以上的糖类，可产生刺激副交感神经活动的血清素，提升睡意。常吃香蕉有增进睡眠、改善记忆的功效。有失眠者服用香蕉奶调理睡眠，效果满意。

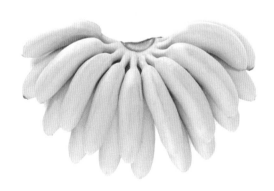

13. 桂圆

桂圆肉味甘，性平，具有益脾开胃、养血安神以及补虚增智等功效，适用于思虑过度及心脾两虚、气血不足所致的惊悸怔忡，失眠健忘，头晕目眩，食少体倦，便血崩漏等，也是失眠患者不可多得的保健食品。

清代名医王士雄称桂圆是"果中神品，老弱宜之"。现代研究证实，桂圆的营养成分确实非一般果品可比。桂圆肉用于安神助眠可单食，也可配制成各种药膳食用，如浸酒制成桂圆酒，煮粥制成桂圆粥，炖汤制成桂圆汤等。用桂圆肉、莲子以及芡实各适量炖汤，于睡前服食，治疗失眠、健忘有良好的效果；每次取桂圆肉 15～30 克，加水煎汤，临睡前饮用，对于改善神经衰弱患者的睡眠有明显疗效。

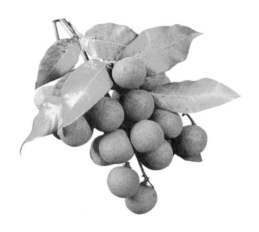

14. 莲藕

莲藕味甘，性寒，具有清热凉血、散瘀止血、生津止渴、健脾益胃以及益气醒脑之功效。莲藕是人们常食的清凉素菜，特别适宜于热病引起的咯血、呕血、鼻出

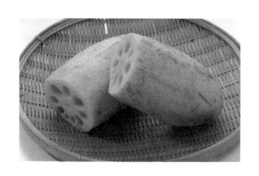

血、产后出血以及心烦口渴、热淋以及失眠等病证患者食用。

现代研究证实，莲藕含有淀粉、蛋白质、维生素 C、钙、磷、铁、氧化酶及过氧化酶等成分，其营养丰富。取鲜藕以小火煨烂，切片之后加适量蜂蜜食用，可减轻心烦急躁等症状，有安神助眠的良效，为失眠患者的食疗佳品，肝肾阴虚型、肝郁化火型、心肾不交型及心肝火旺型失眠患者都可经常食用。

15. 芝麻

芝麻有黑白两种，其性能大致相同。芝麻味甘，性平，具有补肝肾、润五脏以及养血生津之功效，对于芝麻的功用历代评价甚高，认为其宁心健脑作用甚佳，适用于肝肾精血不足所造成的眩晕耳鸣、失眠健忘、须发早白、腰膝酸软、步履维艰以及肠燥便秘等。芝麻助眠的功效显著，作为安神佳品可以常服之，许多安神食疗方都用芝麻，对于证属肝肾阴虚型、心肾不交型及阴虚火旺型的失眠患者尤为适宜。

现代研究显示，芝麻的蛋白质含量高于肉类。芝麻含有丰富的卵磷脂、B 族维生素以及脂溶性维生素 E、维生素 A、维生素 D 等，这对补益脑髓、安神催眠、促进脑神经的活力具有积极作用。相关学者认为，食用芝麻对神经衰弱有很好的治疗效果，能显著改善失眠症状。研究还证实，经常食用芝麻的人睡眠香甜，智力优异，还有美容健身的效果。

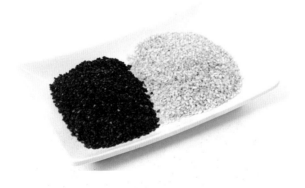

16. 核桃仁

核桃仁含有十分丰富的营养素，是世界四大干果之一。其味甘，性温，具有补肾固精、温肺定喘、健脑益智、安神助眠以及润肠通便之功效，是人们常用的健脑益智食品。

　　现代研究证实，核桃仁含有蛋白质、糖类、脂肪、维生素 A、维生素 E 及钙、磷、铁、锌、铬、锰等营养成分，其中脂肪酸含量特别高，并且主要是亚油酸，不仅能给机体提供营养，有助于提高血浆白蛋白，同时能降低胆固醇，避免动脉粥样硬化。核桃仁所含的锌、铬、锰等微量元素在降血压、降血糖以及保护心脑血管方面具有重要作用。另外，核桃可给大脑提供充足的营养素，常食之有改善脑细胞功能、健脑益智以及安神助眠的作用。核桃仁还可润肠通便，对老年人体虚及大便秘结者也较适宜。

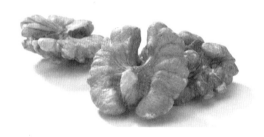

　17. 木耳

　　木耳味甘，性平，具有补气益智、滋养强壮、补血活血、凉血止血、滋阴润燥以及养胃润肠等功效。适用于高血压病、崩中漏下、贫血、失眠以及慢性胃炎等多种疾病，对中医辨证属肝肾阴虚型、气滞血瘀型及心脾两虚型者尤为适宜，也为健康人常食之滋补品。

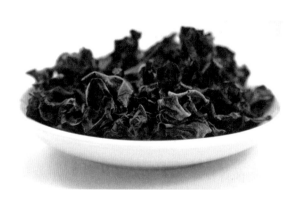

木耳味道鲜美，营养丰富，被誉为"素中之荤"，具有较高的营养及药用价值。木耳含有蛋白质、脂肪、胡萝卜素、粗纤维、维生素 B_1、维生素 B_2 及钾、钠、钙、磷等，属高钾低钠食品。木耳中蛋白质含量高而且容易被人体吸收，又含有 8 种人体必需氨基酸，这是其他蔬菜、水果都无法比拟的。现代研究证实，木耳具有抗衰老、健脑安神之功效，能抑制血小板聚集，降低血液黏稠度，激活细胞免疫功能，调节自主神经功能，减少高血压病诱发脑血栓的可能性，为中老年人的优质食品，也是失眠患者的食疗佳品。

18. 白菜

白菜味道鲜美，营养丰富，为一种不可缺少的大众菜。白菜味甘，性平，具有养胃利水、清热除烦、解渴利尿以及通利肠胃等功效。不仅适宜于肺热咳嗽，便秘，心烦失眠，急、慢性肝炎，丹毒等患者食用，也为健康人经常食用的一种优质蔬菜。失眠患者食用不仅可给机体提供热能及各种营养素，还可改善睡眠、缓解心烦急躁等症状。

现代研究证实，白菜含有脂肪、蛋白质、糖类、维生素 C、维生素 B_2 及铁、磷、钙等成分，其营养价值颇高。白菜的吃法很多，可以炖、炒、熘、拌及做馅与配菜，尤其是白菜含较多的维生素，与肉类混合同食，荤素搭配，不仅色鲜味美，其营养价值更高。

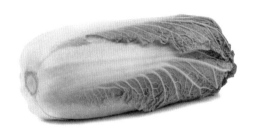

19. 枸杞子

枸杞子味甘，性平，具有滋阴补肾、益精明目、养血补肝、强筋骨、壮体力之功效，适用于肝肾虚损、精血不足所造成的头晕耳鸣、腰膝酸软、心悸失眠、遗精健忘以及视力减退、内障目昏、消渴等。枸杞子有比较好的"除烦益智"、"壮心气、安神"作用，作为滋补肝肾之佳品，枸杞子可以用于治疗各种类型的失眠患者，对于肝肾阴虚型、心脾两虚型患者的疗效尤佳。

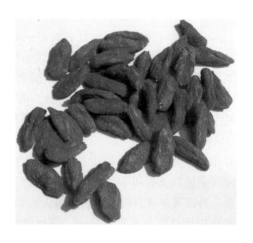

三、饮食误区与禁忌

饮食误区与禁忌依体质择食，不能盲目乱吃，如服用红参类食物对中枢神经系统有关兴奋作用，影响睡眠。睡前忌食一切刺激性食物，如烟酒、咖啡、浓茶、巧克力、辣椒等，这些都会兴奋中枢神经系统，使人不易入睡。老年失眠者，睡前一定严禁烟酒及高脂类食物，而应饮用富含蛋白质的牛奶、鲜豆浆等，以利于促进睡眠。

第二章　安神饮食方

第一节　主　食　方

主食是以稻米、糯米、玉米面、小麦面粉、黄豆面等米面主粮为基本原料，再加入一定量的药物经加工而制成的米饭及糕点等。

玉米炒蛋

【原料】玉米粒 150 克，鸡蛋 3 个，火腿 4 片，青豆、胡萝卜丁各适量，盐、水淀粉、食用植物油各适量。

【制作】鸡蛋入碗中打散，加盐调匀。火腿片切丁。锅入油烧热，将蛋液炒熟，盛出。另起锅入玉米、胡萝卜丁、青豆和火腿炒香，放炒好的鸡蛋、盐炒匀，加水淀粉勾芡盛出。

【用法】佐餐食用。

【功效】利尿降压，滋补益气。适用于失眠患者。

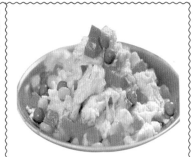

生菜鸡蛋面

【原料】面条 120 克，鸡蛋 1 个，生菜 65 克，葱花少许，盐 2 克，食用植物油适量。

【制作】鸡蛋打散，用油起锅，倒入蛋液，炒至熟。锅中注水烧开，放入面条、盐，拌匀调味。用中火煮 2 分钟，至面条熟软。揭盖，加食用植物油，放入鸡蛋、生菜，煮至变软，撒上葱花即可食用。

【用法】佐餐食用。

【功效】预防便秘，缓解失眠。适用于失眠患者。

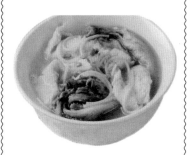

山药山楂饼

【原料】山药 120 克，山楂 15 克，糖 6 克，食用植物油少许。

【制作】山药切成丁，山楂剁碎，备用。蒸锅上火烧开，放入装有山药丁、山楂末的蒸盘。中火蒸约 15 分钟至全部食材熟透。取榨汁机，倒入蒸好的山药、山楂，加糖，搅拌至食材呈泥状。装在碗中待用。取一个干净的小碟子，抹上少许食用植物油，再倒入搅拌好的食材，压平，铺匀，放入盘中，制成饼状。依此做完余下的食材，摆好盘即成。

【用法】佐餐食用。

【功效】和胃化滞，宁心安神。适用于胸闷嗳气、恶心呕吐失眠患者。

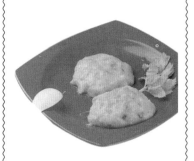

黄米红枣饭

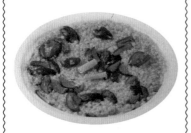

【原料】 水发黄米 180 克，红枣 25 克，红糖 50 克。

【制作】 红枣切开，去核，把枣肉切成小块。洗好的黄米倒入碗中，倒入枣肉。放入部分红糖，混合均匀。将混合好的材料放入另一个碗中，撒上剩余的红糖加入适量水，备用。将备好的食材放入蒸锅中，中火蒸 1 小时，至食材熟透，取出即可食用。

【用法】 佐餐食用。

【功效】 益气补血，安神助眠。适用于失眠患者。

煎西瓜豆沙饼

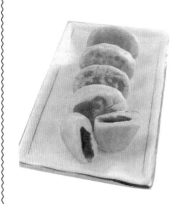

【原料】 食用植物油 50 克，西瓜果瓤、面粉、蛋清、糖、豆沙各适量。

【制作】 西瓜瓤打成蓉，沥去部分汁，拌上面粉、蛋清、糖，分成若干的小面团。包上豆沙馅，分别滚上干粉，压扁再搓圆，反复几次之后面团较实时便可捏成面饼坯。锅置火上入油烧热，将面饼坯放入锅中，煎成皱皮的饼。

【用法】 佐餐食用。

【功效】 降压降糖，帮助睡眠。适用于失眠患者。

参枣米饭

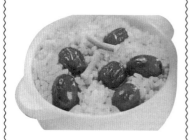

【原料】 党参 10~20 克，大枣 20 枚，糖 50 克，糯米适量。

【制作】 党参、大枣同水煎半小时，去党参渣。糯米蒸成饭，红枣铺于饭上，枣参汤加糖煎为浓汁淋在饭上即可食用。

【用法】 佐餐食用。

【功效】 补气养胃，改善睡眠。适用于失眠患者。

煎西瓜瓤饼

【原料】西瓜瓤、蛋清、糖、面粉、花生油各适量。

【制作】西瓜瓤打成蓉，沥去部分汁。面粉中拌入西瓜蓉、蛋清、糖，分成若干个较稀的小面团，分别滚上干面粉，压扁后再搓圆，反复揉搓至面团较硬实时压制成饼，入油锅煎至表皮起皱、呈金黄色即成。

【用法】佐餐食用。

【功效】清热解暑，改善睡眠。适用于失眠患者。

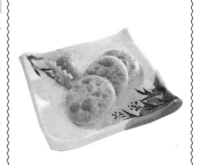

芹菜海带萝卜海苔卷

【原料】芹菜叶、海带丝、胡萝卜、海苔、醋、盐。

【制作】将胡萝卜切丝，加入芹菜叶和海带丝，用开水焯熟后用一点盐和醋腌制备用。寿司帘上铺一张海苔。将腌制好的芹菜叶和海带丝、胡萝卜丝原料混合在一起，放入卷中并开始卷，借用帘子的力量往前卷，卷好后快刀切段食用。

【用法】佐餐食用。

【功效】利尿消肿，降糖降脂。适用于失眠、高血压、肥胖症患者。

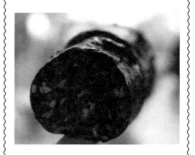

黄金炒饭

【原料】大米 200 克，鸡蛋 1 个，豆油 75 克，葱末、盐适量。

【制作】先将大米蒸成米饭，然后将炒勺置于火上烧热，加入豆油。热时放入葱花炝锅，再放入打散的鸡蛋炒至九成熟，放入蒸好的米饭，撒入盐，炒透即成。

【用法】佐餐食用。

【功效】安和脏腑，益寿强肾。适用于失眠患者。

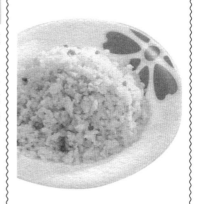

第二节　粥、羹方

粥、羹是以各种食品为基本原料，再配上一定比例的中药，经煮制而成的食品。粥、羹制作方便，非常适合家庭应用，是一种老幼皆宜、值得推广的药膳饮食。

薏米白果粥

【原料】薏米 100 克，白果 10 粒，大米 50 克，百合 30 克，枸杞、冰糖适量。

【制作】白果去壳，入热水稍泡，去皮、心。锅中加 1 升水，下洗净的薏米、大米、百合，用中火烧沸后改小火煮约 20 分钟。下白果续煮 20 分钟，放入冰糖、枸杞，煮约 2 分钟盛出即成。

【用法】佐餐食用。

【功效】预防中风，滋养心神。适用于失眠患者。

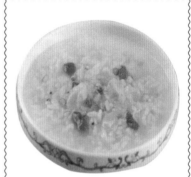

核桃木耳粥

【原料】大米 200 克，水发木耳 45 克，核桃仁 20 克，葱花少许，盐 2 克，食用植物油适量。

【制作】木耳洗净，切小块。锅内加适量水，用大火烧开，倒入泡发好的大米，拌匀。放入木耳、核桃仁、少许食用植物油，搅拌匀，用小火煲 30 分钟，至大米熟烂。加盐拌匀调味，装入碗中，撒上葱花即成。

【用法】佐餐食用。

【功效】养阴生津，除烦止渴。适用于失眠患者。

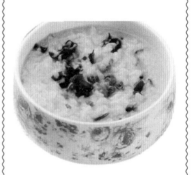

健脑益智粥

【原料】粳米 100 克，核桃仁 25 克，干百合 10 克，黑芝麻 20 克，冰糖 20 克。

【制作】粳米用水淘净，放入砂锅中，加入核桃、干百合、黑芝麻、水适量。小火炖煮至熟，再加冰糖即成。

【用法】晚餐时，喝粥 1 碗。

【功效】补虚滋阴，健脑益智。适用于失眠、记忆力减退、思维迟钝而兼有腰膝酸软患者。

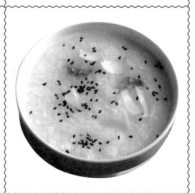

燕麦枸杞粥

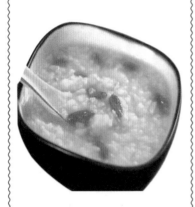

【原料】大米 100 克，燕麦 30 克，枸杞 10 克，盐适量。

【制作】将枸杞、大米、燕麦泡发后洗净。将燕麦、大米一起放入锅中，加水适量，熬煮成粥，在粥八成熟时放入枸杞，煮至全熟。加入少量盐，调匀即可食用。

【用法】佐餐食用。

【功效】健脾益气，缓解压力。适用于精神衰弱、失眠患者。

荷叶莲子枸杞粥

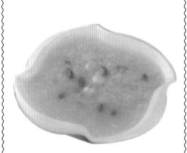

【原料】水发大米 150 克，水发莲子 90 克，冰糖 40 克，枸杞 12 克，干荷叶 10 克。

【制作】砂锅中注水烧开，放入干荷叶，烧开后用小火煮 10 分钟。捞出荷叶，倒入粳米、莲子。放入洗好的枸杞，搅拌均匀，煮沸后用小火煮约 30 分钟，至米粒熟软。加冰糖，搅拌匀。用大火续煮一会儿，至冰糖溶化。关火后盛出煮好的粥，装入汤碗中即成。

【用法】佐餐食用。

【功效】健脾胃，补中气。适用于失眠患者。

蜜枣山药粥

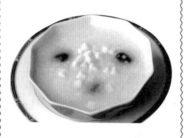

【原料】山药 250 克，蜜枣 10 个，大米 30 克，水适量。

【制作】将山药去皮洗净，切块。大米用水淘洗。将山药、蜜枣、大米置锅内，加水适量熬粥。

【用法】日 1 次或隔日 1 次，连服 1 个月。

【功效】健脾益胃，益肾安神。适用于失眠患者。

小米南瓜粥

【原料】小米 150 克，南瓜 150 克，盐、葱花各适量。

【制作】南瓜去皮切块。小米洗净后用清水浸泡 20 分钟。准备半瓶开水，倒入电饭锅中，下小米煮 30 分钟。煮小米时，用搅拌机将南瓜打成泥。30 分钟后，加入南瓜同煮，继续煮 15 分钟左右，加盐调味，撒葱花即可。

【用法】佐餐食用。

【功效】益气补中，缓解失眠。适用于中风引发的失眠患者。

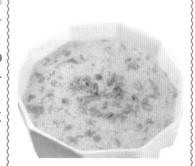

双米银耳粥

【原料】水发小米 120 克，水发大米 130 克，水发银耳 100 克。

【制作】发好的银耳洗净，切去黄色根部，再撕成小块，备用。砂锅中注水烧开。倒入洗净的大米和小米，搅匀。放入银耳，继续搅拌匀，烧开后用小火煮 30 分钟，至食材熟透。

【用法】佐餐食用。

【功效】固肠止泻，缓解压力。适用于失眠患者。

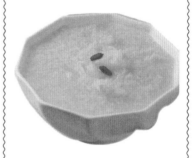

麦仁桂圆粥

【原料】麦仁 50 克，粳米 100 克，红枣 5 个，桂圆肉 15 克，糖适量。

【制作】将麦仁淘洗净，加温水浸泡至涨。粳米淘洗干净。红枣洗净。桂圆肉切成小碎块，备用。麦仁、粳米、红枣、桂圆肉放入砂锅中，共煮成粥，加入糖即成。

【用法】临睡前 1 小时服食 1 碗。

【功效】安神益智，失眠健忘。适用于贫血型失眠患者。

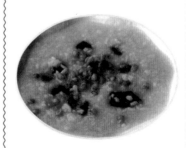

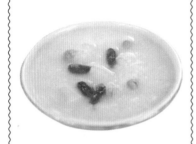

枸杞桂圆莲子粥

【原料】莲子 20 克，桂圆肉 10 克，枸杞 5 克，糯米 60 克，冰糖适量。

【制作】莲子洗净，去心。桂圆肉洗净，枸杞洗净，糯米淘洗净，备用。锅内放入莲子、桂圆肉、枸杞、糯米、适量清水，先以大火烧沸，再改用小火煮 30 分钟。加冰糖拌匀即可。

【用法】佐餐食用。

【功效】养血益心，宁神定志。适用于因思虑过度、焦虑等情绪而引起失眠、心悸、健忘患者。

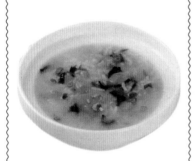

南瓜木耳糯米粥

【原料】水发糯米 100 克，水发黑木耳 80 克，南瓜 50 克，盐 2 克，葱花、食用植物油少许。

【制作】将洗净去皮的南瓜切成丁。洗净的黑木耳切碎，备用。砂锅中注水烧开，倒入糯米拌煮至沸，放入黑木耳，烧开后用小火煮约 30 分钟。倒入南瓜丁搅匀，小火煮 15 分钟，至全部食材熟透。加盐、食用植物油，转中火搅拌入味。关火后盛入碗中，撒上葱花即成。

【用法】佐餐食用。

【功效】补中益气、温暖脾胃。适用于贫血、腹泻、失眠患者。

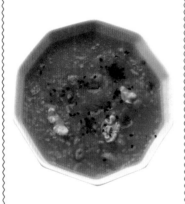

十宝粥

【原料】糯米 20 克，莲子 15 克，木耳、葡萄干、花生仁、红枣肉、小麦、枸杞子、山楂果、五味子各 10 克。

【制作】将莲子、糯米、花生仁、小麦炒熟后磨粉，不过筛，粗细全要，备用。将山楂洗净，捶破。红枣去核捶破。枸杞子、五味子、葡萄干洗净，木耳泡发备用。先煮山楂、红枣、枸杞子、五味子、葡萄干、木耳，开锅后煮 15~20 分钟，再下糯米、小麦莲子、花生仁粉搅匀，煮熟即成。

【用法】代早、晚餐粥食用，每日 1~2 次。

【功效】补养心脾，益肾安神。适用于失眠患者。

山药益智仁扁豆粥

【原料】山药 30 克，扁豆 15 克，大米 100 克，益智仁 10 克，冰糖 10 克。

【制作】大米、益智仁均泡发洗净。扁豆洗净，切段。山药去皮，洗净切块。锅置火上，注水后放入大米、山药、益智仁，用旺火煮至米粒开花。再放入扁豆，改用小火煮至粥成，放入冰糖煮至融化后即可食用。

【用法】佐餐食用。

【功效】强心安神，改善记忆。适用于因广泛性焦虑症引起的失眠、多梦、心烦患者。

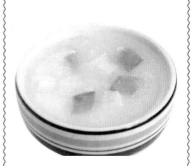

糯米红薯粥

【原料】水发红豆 90 克，水发糯米 65 克，板栗肉 85 克，红薯 100 克，糖 7 克。

【制作】糯米、红豆分别磨成粉。红薯、板栗放在蒸盘中，上锅蒸，用中火蒸约 15 分钟至食材熟软，晾凉，剁成末。锅中注水烧热，倒入糯米、红豆粉，撒上板栗末、红薯末、糖，搅拌均匀，再煮片刻至糖完全溶化，即成。

【用法】佐餐食用。

【功效】止腹泻、养五脏、安心神。适用于脾胃虚弱、神经衰弱、失眠患者。

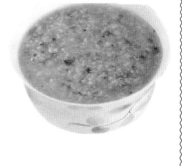

莲子饭焦粥

【原料】莲子（去心）50 克，饭焦适量，糖少许。

【制作】取莲子（去心）50 克，饭焦适量，加清水煲粥，以糖调味。

【用法】晚饭时服用。

【功效】健脾益气，养心安神。适用于夜寐多梦、失眠、乏力便溏、神经衰弱患者。

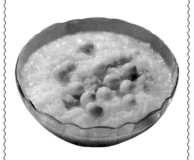

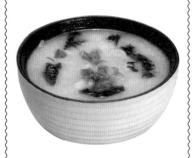

蛋黄紫菜粥

【原料】大米 100 克，紫菜 10 克，蛋黄 50 克，盐 3 克，香油、胡椒粉、葱花适量。

【制作】大米淘洗干净，放入清水中浸泡。紫菜泡发，撕碎洗净。蛋黄煮熟后切碎。锅置火上注入清水，放大米煮至粥成。放入紫菜、蛋黄煮至浓稠，加盐、香油、胡椒粉拌匀，撒上葱花即可。

【用法】佐餐食用。

【功效】增强记忆，调理失眠。适用于心悸、心惊、失眠患者。

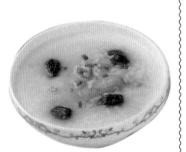

人参鸡腿糯米粥

【原料】鸡腿 1 只，人参 20 克，红枣 15 克，水发糯米 150 克，姜片、葱花各少许，盐 3 克，生粉 8 克，料酒 4 毫升，食用植物油适量。

【制作】鸡腿去骨，切成小块，放适量盐，倒入料酒、生粉、食用植物油，腌 10 分钟。锅内注水烧开，倒入人参、红枣，小火炖煮 10 分钟，至其完全析出药材中的有效成分。倒入糯米，拌匀，小火炖煮 30 分钟，至米粒熟透。放姜片、鸡腿肉，煮 10 分钟。加剩余的盐调味，搅匀。关火后盛出即成。

【用法】佐餐食用。

【功效】止腹泻、养五脏、安心神。适用于气虚所导致的失眠、脾胃虚弱、神经衰弱患者。

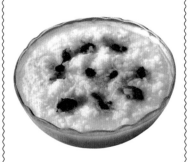

桑葚大米粥

【原料】桑葚子 30 克（鲜品 60 克），大米 50 克，冰糖适量。

【制作】将桑葚子浸泡片刻，去长柄、洗净。大米淘洗干净，备用。锅置于火上，加水烧开，将桑葚、大米、冰糖放入锅内，用文火熬至粥黏稠。

【用法】每日晚餐饮粥 1 碗。

【功效】平补肝肾。适用于失眠患者。

白萝卜百合粥

【原料】白萝卜 30 克，百合 15 克，大米 100 克，葱花少许，盐 3 克。

【制作】大米、百合、白萝卜分别洗净。锅置火上，注入清水，放入大米，用旺火煮至米粒绽开。放入百合、白萝卜，改用文火煮至粥成，调入盐入味，撒葱花即可食用。

【用法】佐餐食用。

【功效】清心除烦，宁心安神。适用于神情恍惚、惊恐抑郁、失眠多梦患者。

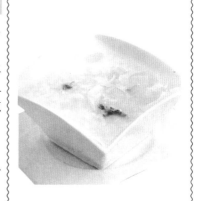

小米山药粥

【原料】水发小米 120 克，山药 95 克，盐 2 克。

【制作】洗净去皮的山药切成丁。砂锅中注水烧开，倒入小米，放入山药丁，搅拌匀，用小火煮 30 分钟，至食材熟透。放入盐，用勺搅拌片刻，使其入味。盛出煮好的小米粥，装入碗中即成。

【用法】佐餐食用。

【功效】健脾，和胃，安眠。适用于失眠患者。

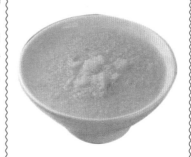

百合龙眼粥

【原料】百合 30 克，龙眼肉 15 克，粳米 50 克，蜂蜜 50 克。

【制作】百合拣洗净。粳米淘洗净。锅置于火上，加入水烧开，放入百合、龙眼肉共煮，去渣取汁，再同粳米煮粥，粥成后调入蜂蜜即可。

【用法】临睡前 1 小时饮 1 碗。

【功效】补益心脾，养血安神。适用于失眠患者。

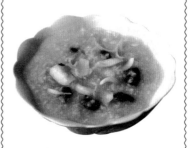

红枣苦瓜竹荪粥

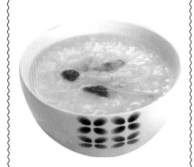

【原料】红枣、苦瓜、竹荪各20克，大米100克，蜂蜜适量。

【制作】苦瓜洗净，剖开，去瓤，切成薄片。红枣洗净，去核，切成两半。竹荪洗净，切成丝。大米洗净，泡发。锅置火上，注入适量清水、红枣，放入大米，用旺火煮至米粒绽开。放入苦瓜、竹荪，用小火煮至粥成，放入蜂蜜调匀即可。

【用法】佐餐食用。

【功效】滋补强壮，宁神健体。适用于失眠、多梦患者。

绿豆凉薯二米粥

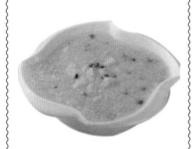

【原料】水发绿豆100克，水发小米100克，凉薯300克，盐2克。

【制作】洗净去皮的凉薯切成丁。砂锅中注水烧开，倒入绿豆、小米，搅拌匀，烧开后用小火煮30分钟，至小米熟软。倒入切好的凉薯，搅拌，小火煮10分钟，至全部食材熟透。加入盐，搅匀调味，盛出即成。

【用法】佐餐食用。

【功效】缓解压力，舒缓情绪。适用于失眠患者。

小麦香菇瘦肉粥

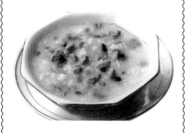

【原料】小麦100克，香菇、猪瘦肉各50克，葱末、盐、麻油各适量。

【制作】小麦洗净，加水大火烧开，转用小火慢熬粥。将成时加入洗净切片的香菇和瘦肉片，继续熬至肉熟粥成，下葱末、盐、麻油，调匀即成。

【用法】佐餐食用。

【功效】健脑益智、益肾固精。适用于神经衰弱、智力衰退老年患者。

山药芝麻小米粥

【原料】山药、黑芝麻各适量，小米 70 克，葱 8 克，盐 2 克。

【制作】小米泡发洗净。山药洗净，切丁。黑芝麻洗净。葱洗净，切花。锅置火上，加入适量清水，放小米、山药，以大火煮开。转小火，加入黑芝麻同煮至粥呈浓稠状，调入盐拌匀，撒上葱花即可。

【用法】佐餐食用。

【功效】养血降压，滋阴补肾。适用于失眠、多梦、心悸患者。

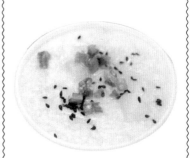

栗子小米粥

【原料】水发大米 150 克，水发小米 100 克，熟板栗 80 克。

【制作】把熟板栗剁成细末，备用。砂锅中注水烧开。倒入大米和小米，搅匀，使米粒散开，煮沸后用小火煮约 30 分钟，至米粒熟软，续煮片刻。关火后盛出煮好的米粥装入汤碗中，撒上板栗末即成。

【用法】佐餐食用。

【功效】健脾，和胃，安眠。适用于失眠患者。

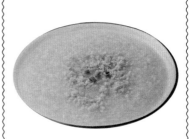

黄花瘦肉粥

【原料】粳米、猪瘦肉各 100 克，黄花菜（干）50 克，盐、麻油各适量。

【制作】猪瘦肉洗净剁碎，黄花用热水泡软去蒂，切段。将粳米淘净加水烧开后加入瘦肉、黄花，转用小火熬成粥，下盐、麻油，调匀。

【用法】佐餐食用。

【功效】补益心脾，安神益智。适用于思虑过度、精神不振、失眠多梦、心悸健忘患者。

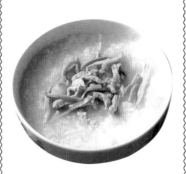

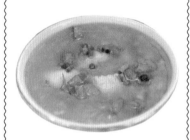

小麦花生鸡肉粥

【原料】小麦 80 克，花生米 60 克，鸡肉 150 克，料酒 5 毫升，盐 3 克，葱花适量。

【制作】鸡肉洗净切块，用料酒腌渍。花生米洗净。小麦洗净，浸泡 3 小时。锅中注水，下入小麦大火烧沸，再下入腌好的鸡肉、花生，转中火熬煮至小麦软散。小火将粥熬至黏稠冒泡时加盐调味，撒上葱花即可。

【用法】佐餐食用。

【功效】益气生津，健脾厚肠。适用于血不足产生的失眠、心悸不安患者。

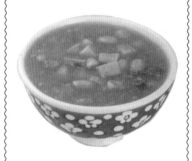

小麦红米地瓜粥

【原料】水发小麦 75 克，水发红米 120 克，水发花生米 80 克，红薯 150 克，糖 15 克。

【制作】洗净去皮的红薯切丁，备用。砂锅中注水烧开，倒入花生米、红米、小麦，搅拌均匀，烧开后用小火煮 1 小时，至食材熟软。倒入红薯丁，拌匀，用小火再煮 15 分钟。放入糖，拌匀，煮至糖溶化。将煮好的粥盛出，装入碗中即成。

【用法】佐餐食用。

【功效】养心神，敛虚汗。适用于体虚、失眠患者。

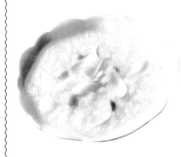

莲子百合山药粥

【原料】百合 30 克，莲子 30 克，山药 30 克，冰糖适量。

【制作】将百合洗净，山药洗净并刮去外面毛皮切片。将百合、莲子、山药洗净同入锅中，加水熬煮，开锅后再煮 20 分钟加适量冰糖即成。

【用法】临睡前 1 小时，服食 1 碗。

【功效】补脾益胃，养心安神。适用于心脾病引起的失眠患者。

鹌鹑小麦大米粥

【原料】鹌鹑2只，小麦60克，猪肉100克，大米20克，料酒5毫升，姜丝4克，盐3克，葱花适量。

【制作】鹌鹑洗净切块，汆水捞出。猪肉洗净切片。小麦、大米淘净，浸泡半小时。油锅烧热，放入鹌鹑，烹入料酒炒熟，捞出。大米、小麦放入锅中，注入沸水，以中火焖煮。焖煮至米粒开花，下入鹌鹑、肉片、姜丝，改小火，熬煮成粥，加盐调味，撒葱花即可。

【用法】佐餐食用。

【功效】养心神，敛虚汗。适用于心血不足产生的失眠、心悸不安患者。

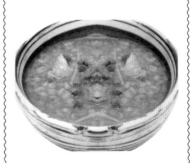

小麦红豆玉米粥

【原料】水发小麦80克，水发红豆90克，水发大米130克，鲜玉米粒90克，盐2克。

【制作】砂锅中注水烧开，倒入大米、小麦、红豆、玉米粒，搅拌均匀。盖上盖子，烧开后用小火煮40分钟，至食材熟透。揭盖，放入盐，拌匀调味。关火后将煮好的粥盛出，装入碗中即可。

【用法】佐餐食用。

【功效】益气生津，健脾厚肠。适用于心血不足产生的失眠、心悸不安患者。

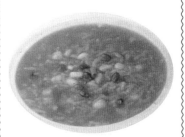

小麦山药粥

【原料】干山药片30克，小麦、糯米各50克，砂糖适量。

【制作】将山药浸泡，小麦淘净，加适量清水与糯米、适量砂糖同煮为稀粥。

【用法】早晚餐食用，温热服。

【功效】安心宁神，补肾固精。适用于脾肾不足、失眠多梦患者。

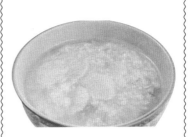

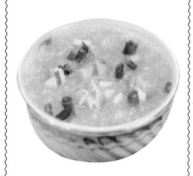

牛奶鸡蛋小米粥

【原料】牛奶50毫升，鸡蛋1个，小米100克，糖5克，葱花少许。

【制作】小米洗净，浸泡片刻。鸡蛋煮熟后切碎。锅置火上，注入清水，放入小米，煮至八成熟。倒入牛奶，煮至米烂，再放入鸡蛋，加糖调匀，撒上葱花即可。

【用法】佐餐食用。

【功效】解除疲劳，生津润肠。适用于失眠患者。

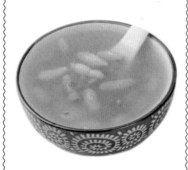

麦冬小麦粥

【原料】水发小麦170克，麦冬20克，冰糖20克。

【制作】锅中注水烧开，放入小麦，撒上洗好的麦冬。煮沸后用小火煮约60分钟，至食材熟透，加入冰糖，搅拌匀。用中火续煮片刻，至冰糖溶化，装入汤碗中，冷却后即可食用。

【用法】佐餐食用。

【功效】益气生津，健脾厚肠。适用于心血不足产生的失眠、心悸不安患者。

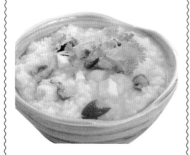

茯苓莲子粥

【原料】大米100克，茯苓、红枣、莲子各适量，糖、红糖各3克。

【制作】大米泡发洗净。红枣洗净，切成小块。茯苓洗净。莲子洗净，泡发后去除莲心。锅置火上，倒入适量清水，放入大米，以大火煮至米粒开花。加入茯苓、莲子同煮至熟，再加入红枣，以小火煮至浓稠状，调入糖、红糖拌匀即可。

【用法】佐餐食用。

【功效】养阴生津，除烦止渴。适用于失眠患者。

小米黄豆粥

【原料】小米 80 克，黄豆 40 克，糖 3 克，葱花少许。

【制作】小米淘洗干净。黄豆洗净，浸泡至皮发皱后捞起沥干。葱洗净，切成花。锅置火上，倒入清水，放入小米与黄豆，以大火煮开。待煮至浓稠状，撒上葱花，调入糖拌匀即可。

【用法】佐餐食用。

【功效】缓解失眠，健脾和胃。适用于失眠患者。

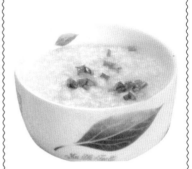

奶香水果燕麦粥

【原料】燕麦片 75 克，牛奶 100 毫升，雪梨 30 克，猕猴桃 65 克，芒果 50 克。

【制作】洗净的雪梨、猕猴桃和芒果分别去皮，切成小块。砂锅中注入水烧开。倒入燕麦片，搅拌匀，用小火煮约 30 分钟至熟。倒入牛奶，用中火略煮片刻。倒入切好的水果，搅拌匀。关火后盛出煮好的燕麦粥即成。

【用法】佐餐食用。

【功效】健脾益气，补虚止汗。适用于神经衰弱、失眠患者。

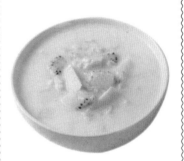

羊肉小麦生姜粥

【原料】羊肉 500 克，小麦 60 克，生姜 10 克。

【制作】羊肉洗净、切块，小麦淘净，与生姜同煮成粥即可。

【用法】早晚各 1 次，连续服用 1 个月。

【功效】助睡眠，益精血，补虚劳。适用于失眠患者。

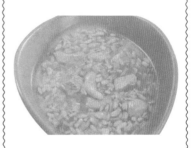

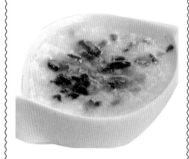

黄花菜瘦肉糯米粥

【原料】干黄花菜 20 克，猪瘦肉 100 克，紫菜 30 克，糯米 80 克，盐各适量。

【制作】干黄花菜泡发，切段。紫菜泡发洗净，撕碎。猪瘦肉洗净，切末。糯米淘净，泡发。锅中注水，入糯米，大火烧开，改中火，下入猪瘦肉、干黄花菜煮至粥成，入紫菜稍煮，加盐调味即可。

【用法】佐餐食用。

【功效】补中益气，安心宁神。适用于贫血、腹泻、脾胃虚弱、神经衰弱、失眠患者。

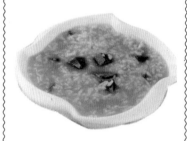

紫薯麦片粥

【原料】紫薯 120 克，燕麦 80 克，大米 100 克。

【制作】洗好的紫薯切成丁，备用。砂锅中注水烧开。倒入大米、燕麦，搅拌匀，用小火煮 30 分钟，至食材熟软。倒入紫薯，搅拌匀，用小火续煮 15 分钟，至食材熟透。关火后把煮好的粥盛出，装入汤碗中。

【用法】佐餐食用。

【功效】养胃润肠，缓解压力。适用于神经衰弱、失眠患者。

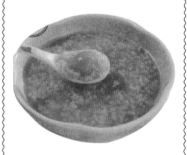

龙眼肉粥

【原料】桂圆肉 15 克，糯米 100 克。

【制作】糯米加水煮至半熟，加入桂圆肉搅匀，煮熟即可。

【用法】晨起空腹与睡前各吃一次，须热服。

【功效】补心脾，助睡眠。适用于失眠、健忘、贫血患者。

银耳红枣粳米粥

【原料】银耳 20 克，红枣 20 克，莲子 20 克，枸杞 10 克，粳米 100 克，糖 5 克。

【制作】银耳泡发，洗净，切碎。红枣洗净，去核，切成小块。莲子、枸杞用温水泡软后洗净。粳米洗净，泡发。锅置火上，加入粳米，大火烧开，煮至米粒开花。再放入银耳、红枣、莲子、枸杞同煮至黏稠，调入糖搅匀即可。

【用法】佐餐食用。

【功效】益气清肠，滋阴润肺。适用于失眠患者。

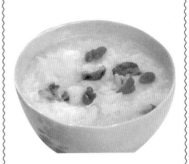

桂圆麦片粥

【原料】燕麦片 90 克，桂圆肉 45 克，牛奶 200 毫升。

【制作】砂锅中注水烧开，倒入燕麦片，放入桂圆肉。用小火煮约 30 分钟至食材熟透。揭盖，倒入适量牛奶，拌匀煮沸。关火后盛出煮好的麦片粥，装入碗中即成。

【用法】佐餐食用。

【功效】健脾益气，养胃润肠。适用于神经衰弱、失眠患者。

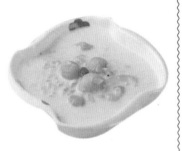

绿豆粥

【原料】大米 250 克，绿豆 150 克，糖 200 克。

【制作】将大米用清水淘净，绿豆去杂质，用清水洗净。将绿豆放入锅中，加清水 2 升左右，旺火烧滚，以小火煮 40 分钟左右，至绿豆酥烂时，放入大米用中火烧煮 30 分钟左右，煮至米粒开花、粥汤稠浓即可。冷却后加糖拌和食用。

【用法】佐餐食用。

【功效】养阴生津，除烦止渴。适用于失眠患者。

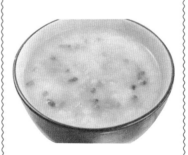

糯米猪肚粥

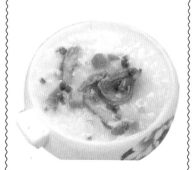

【原料】糯米 100 克，猪肚 80 克，南瓜 50 克，盐 3 克，料酒 2 毫升，胡椒粉 3 克，葱花、姜各适量。

【制作】南瓜洗净，去皮，切块。糯米淘净，泡 3 小时。猪肚洗净，切条，用盐、料酒腌渍。糯米入锅，加水，旺火烧沸，下入猪肚、姜末、南瓜，转中火熬煮。转小火，待粥黏稠时，加盐、胡椒粉调味，撒上葱花即可。

【用法】佐餐食用。

【功效】暖脾胃，安心神。适用于贫血、腹泻、脾胃虚弱、失眠患者。

山楂芡实陈皮粥

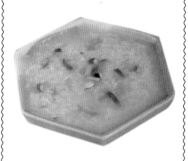

【原料】水发大米 130 克，山楂 85 克，芡实 25 克，陈皮 8 克，盐各少许。

【制作】将洗净的山楂切成小块。陈皮切细丝，备用。砂锅中注水烧开，倒入大米、芡实，撒上陈皮丝，烧开后用小火煲煮约 30 分钟，至米粒变软。倒入山楂，搅拌匀，用小火续煮 10 分钟，至食材熟透。加盐调味。关火后盛出，装入碗中即成。

【用法】佐餐食用。

【功效】补中益气，固肾涩精。适用于失眠患者。

莲子粥

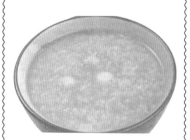

【原料】莲子 20 克，红糖 15 克，糯米 100 克。

【制作】莲子去莲心，与糯米一同放入锅内，加水适量煮粥，待粥快熟时，再放红糖稍煮片刻即成。

【用法】每日早晚空腹温服，四季皆宜。

【功效】补脾止泻，益肾固精。适用于心悸怔忡、虚烦失眠患者。

莲藕糯米粥

【原料】莲藕 30 克，糯米 100 克，糖 5 克，葱少许。

【制作】莲藕洗净，切片。糯米泡发洗净。葱洗净，切花。锅置火上，注入清水，放入糯米用大火煮至米粒绽开。放入莲藕，用文火煮至粥浓稠时加入糖调味，撒上葱花即可。

【用法】佐餐食用。

【功效】养五脏，安心神。适用于贫血、腹泻、脾胃虚弱、失眠患者。

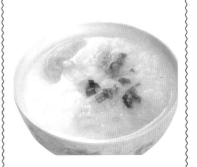

玉米红薯粥

【原料】玉米碎 120 克，红薯 80 克。

【制作】洗净去皮的红薯切成粒，备用。砂锅中注入适量水烧开，倒入玉米碎，加入切好的红薯，搅拌匀，用小火煮 20 分钟，至食材熟透。揭开盖，搅拌均匀。关火后将煮好的粥盛出，装入碗中即成。

【用法】佐餐食用。

【功效】健脾胃，强肾阴。适用于失眠患者。

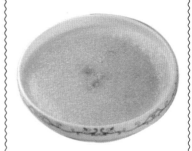

粳米百合粥

【原料】百合 50 克，粳米 100 克，冰糖。

【制作】将百合、粳米一同煮成粥，加冰糖调味食用。

【用法】佐餐食用。

【功效】润肺止咳，养心安神。适用于慢性支气管炎、烦躁不安、肺气肿、失眠患者。

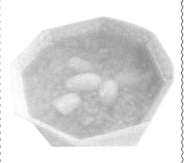

香菇燕麦粥

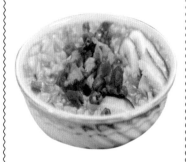

【原料】香菇、白菜各适量，燕麦片 60 克，盐 2 克，葱 8 克。

【制作】燕麦片泡发洗净。香菇洗净，切片。白菜洗净，切丝。葱洗净，切花。锅置火上，倒入清水，放入燕麦片，以大火煮开。加入香菇、白菜同煮至浓稠状，调入盐拌匀，撒上葱花即可。

【用法】佐餐食用。

【功效】健脾益气，养胃润肠。适用于神经衰弱、失眠患者。

红豆南瓜粥

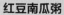

【原料】水发红豆 85 克，水发大米 100 克，南瓜 120 克。

【制作】洗净去皮的南瓜切成丁，备用。砂锅中注水烧开，倒入大米、红豆，搅拌匀，用小火煮 30 分钟，至食材软烂。倒入南瓜丁，搅拌匀，用小火续煮 5 分钟，至全部食材熟透。将煮好的红豆南瓜粥盛出，装入汤碗中即可食用。

【用法】佐餐食用。

【功效】补脾养胃，缓解失眠。适用于肾脏性水肿、神经衰弱、失眠患者。

糯米葱粥

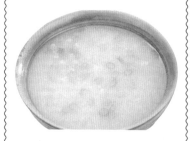

【原料】糯米 100 克，葱 30 克。

【制作】糯米淘洗干净，放入锅中，加水 500 克，先用大火煮开，改为中火续煮，至粥汁浓稠时改为小火。葱洗净，切碎，待粥快熟时加入锅中，再煮片刻。

【用法】佐餐食用。

【功效】益气养血，开窍醒神。适用于失眠患者。

红豆燕麦牛奶粥

【原料】燕麦 60 克，红豆 30 克，山药、牛奶、木瓜各适量，糖 5 克。

【制作】燕麦、红豆均洗净，泡发。山药、木瓜均去皮洗净，切丁。锅置火上，加入适量清水，放入燕麦、红豆、山药以大火煮开。再下入木瓜，倒入牛奶，待煮至浓稠状时调入糖拌匀即可。

【用法】佐餐食用。

【功效】养胃润肠，缓解压力。适用于神经衰弱、失眠患者。

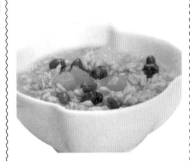

百合猪心粥

【原料】水发大米 170 克，猪心 160 克，鲜百合 50 克，姜丝、葱花各少许，盐 2 克，胡椒粉、料酒、生粉、香油、食用植物油各适量。

【制作】洗净的猪心切片，加姜丝、盐、料酒、胡椒粉、生粉、食用植物油，腌渍约 10 分钟，至其入味。砂锅中注水烧开，倒入大米，搅拌匀，煮沸后用小火煲煮约 30 分钟，至米粒变软。倒入百合和猪心，拌煮至食材熟透。加盐、香油，拌匀调味。再转中火续煮片刻，至粥入味。关火后盛入碗中，撒上葱花即成。

【用法】佐餐食用。

【功效】定惊安神，养心补血。适用于失眠、心虚多汗、自汗、惊悸恍惚患者。

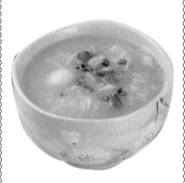

大枣粥

【原料】红枣 10~20 枚，大米 100 克，糖适量。

【制作】将红枣和大米一同煮成粥。用冰糖或糖调味食用。

【用法】佐餐食用。

【功效】健脾胃，补气血。适用于营养不良、气血不足、失眠患者。

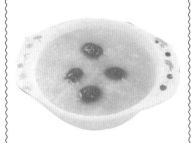

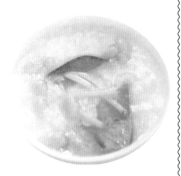

猪肝黄豆粥

【原料】黄豆、猪肝各 30 克，大米 80 克，姜丝、盐各适量。

【制作】黄豆拣去杂质，洗净后浸泡 1 小时。猪肝洗净切片。大米淘净，浸泡发透。锅中注入适量清水，下入大米、黄豆，开旺火煮至米粒开花。下入猪肝、姜丝，熬煮成粥，加盐调味即可。

【用法】佐餐食用。

【功效】宽中下气，缓解失眠。适用于失眠患者。

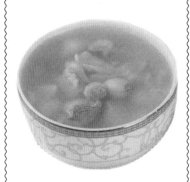

莲子百合干贝煲瘦肉

【原料】水发莲子 80 克，干百合 30 克，猪瘦肉 200 克，干贝 30 克，盐 2 克，料酒 8 毫升。

【制作】猪瘦肉切丁，入水焯 3 分钟。砂锅注水烧开，倒入干百合、莲子、瘦肉、干贝、料酒，搅匀。小火炖 1 小时至药性融合。放入盐搅拌片刻，使味道更均匀。将炖好的汤盛出装入碗中即成。

【用法】佐餐食用。

【功效】镇静安神，促进睡眠。适用于失眠患者。

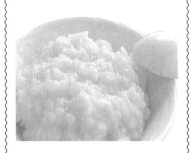

夜交藤粥

【原料】夜交藤 20 克，粳米 50 克，大枣 5 枚。

【制作】将夜交藤用清水洗净后水煎 40 分钟，去渣取汁。粳米洗净，大枣洗净，用药汁与粳米、大枣一同入锅，小火熬煮成粥即可食用。

【用法】每天食用 1 次。

【功效】安神助眠，益气补血。适用于失眠患者。

玉米片黄豆粥

【原料】玉米片、黄豆各 30 克，大米 90 克，盐 3 克，葱少许。

【制作】玉米片洗净。大米、黄豆均洗净泡发。葱洗净，切花。锅置火上，注水后放入大米、玉米片、黄豆煮至将熟。改用小火，慢慢煮至粥成，加入盐调味，撒上葱花即可。

【用法】佐餐食用。

【功效】宽中下气，缓解失眠。适用于失眠患者。

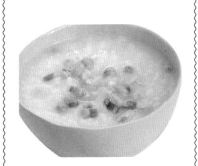

海藻绿豆粥

【原料】水发大米 150 克，水发绿豆 100 克，水发海藻 90 克，盐少许。

【制作】砂锅中注水烧开，倒入绿豆、大米拌匀，使材料散开。大火煮沸后用小火煲约 60 分钟，至米粒变软。撒上海藻，拌匀。转中火续煮片刻，至食材熟透。加盐，拌煮至米粥入味。关火后盛出即成。

【用法】佐餐食用。

【功效】缓解疲劳，改善失眠。适用于失眠患者。

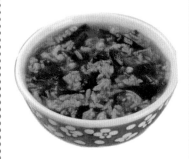

黄鱼皮蛋粥

【原料】黄花鱼肉 150 克，糯米 100 克，皮蛋 2 个，胡椒粉、葱姜末、盐、火腿末、猪油各少许。

【制作】将黄花鱼肉切成小块，再把洗净的糯米放入开水锅里加皮蛋煮粥，待米粒煮至开花时加入黄花鱼肉丁、盐、葱姜末、火腿末、猪油同煮，吃时调入胡椒粉拌匀即可。

【用法】佐餐食用。

【功效】开胃益气，帮助睡眠。适用于消化性溃疡、肺结核、肾结核、失眠患者。

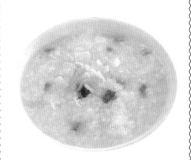

红豆燕麦粥

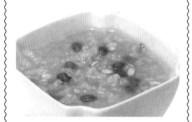

【原料】红豆30克，燕麦片20克，大米70克，糖4克。

【制作】大米、红豆均泡发洗净。燕麦片洗净。锅置火上，倒入清水，放入大米、红豆煮开。加入燕麦片同煮至浓稠状，调入糖拌匀即可。

【用法】佐餐食用。

【功效】补脾养胃，缓解失眠。适用于贫血、神经衰弱、失眠患者。

当归黄芪红花粥

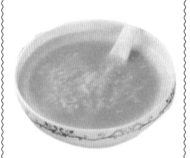

【原料】水发大米170克，黄芪、当归各15克，红花、川芎各5克，盐2克，鸡汁少许。

【制作】砂锅中注水烧开，放入洗净的黄芪、当归、红花、川芎。倒入适量鸡汁，搅拌匀，用大火煮沸，转小火煮约20分钟，至药材析出有效成分。捞出药材及杂质，倒入洗净的大米，搅拌匀，烧开后用小火煮约30分钟，至米粒熟透。加入盐调味。转中火搅拌一会儿，至粥入味即成。

【用法】佐餐食用。

【功效】养阴生津，养血安神。用于失眠患者。

虾仁生菜粥

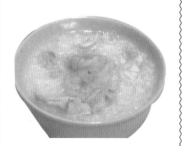

【原料】虾仁、生菜各20克，大米100克，盐3克，香油、胡椒粉各适量。

【制作】生菜洗净后切成丝。大米淘净。虾仁去肠洗净。沸水锅中放入大米煮粥，五分熟时放入虾仁煮至米粒开花，放入生菜稍煮后加调味料搅拌均匀即可。

【用法】佐餐食用。

【功效】预防便秘，缓解失眠。适用于神经衰弱、失眠患者。

桂圆红豆粥

【原料】糯米80克,小麦、红豆、花生米、绿豆、桂圆、莲子各适量,糖10克。

【制作】小麦、红豆、花生米、绿豆、桂圆、莲子均泡发洗净。糯米洗净。锅置火上,注水后,放入糯米、小麦、红豆、花生米、绿豆、桂圆、莲子煮至开花。改小火煮至粥成,加入糖调味即可食用。

【用法】佐餐食用。

【功效】补中益气,缓解失眠。适用于失眠患者。

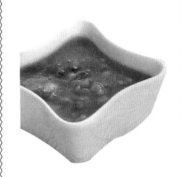

山药知母雪梨粥

【原料】山药220克,雪梨200克,水发大米150克,知母10克,冰糖30克。

【制作】将洗净去皮的雪梨去核,切成小块。洗净去皮的山药切成丁,备用。砂锅中注水烧开,放入知母,用小火煲煮约15分钟,至其析出有效成分,拣出药材,倒入大米,搅拌匀,煮沸后转小火煲煮约30分钟,至米粒熟软。倒入山药丁、雪梨块,用小火煮15分钟,至食材熟透。加冰糖,快速搅拌匀,转中火略煮一会儿,至冰糖溶化。关火盛出雪梨粥,装入汤碗中即成。

【用法】佐餐食用。

【功效】益气镇惊,安神定志。适用于多梦易醒、失眠患者。

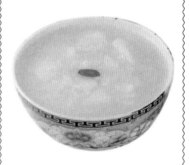

黄花菜鸡蛋黄粥

【原料】蛋黄50克,黄花菜20克,糯米100克,盐3克,香油、葱花少许。

【制作】糯米淘洗干净,用清水浸泡。黄花菜洗净后焯水。锅置火上,注入清水,放入糯米煮至八成熟。放入黄花菜煮至粥浓稠,加入蛋黄,打散后略煮,加盐、香油调匀,撒上葱花即可。

【用法】佐餐食用。

【功效】清热消炎,消食安神。适用于吐血、大便带血、小便不通、失眠患者。

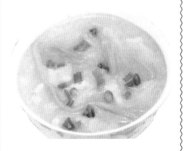

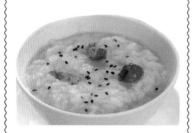

芝麻红枣粥

【原料】红枣 20 克，黑芝麻少许，大米 100 克，红糖 10 克。

【制作】红枣去核洗净。大米泡发洗净。锅置火上，注水后放入大米，用大火煮至米粒绽开。放入红枣、黑芝麻，用小火煮至粥成。闻见香味时放入红糖调味即可。

【用法】佐餐食用。

【功效】养血降压，稳定情绪。适用于失眠患者。

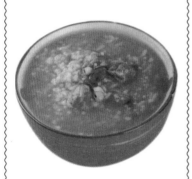

玫瑰薏米粥

【原料】水发大米 90 克，水发薏米、水发小米各 80 克，红糖 50 克，玫瑰花 6 克。

【制作】砂锅中注水烧开，放入玫瑰花，搅拌。倒入大米、薏米、小米，搅拌匀，使米粒散开。烧开后用小火煮约 30 分钟，至食材熟透。倒入红糖，快速搅拌匀转中火，再煮一会儿，至糖分完全溶于米粥中。关火后盛出煮好的米粥，装入汤碗中，待稍微冷却后即可食用。

【用法】佐餐食用。

【功效】清肝泻火，镇心安神。适用于急躁易怒、失眠患者。

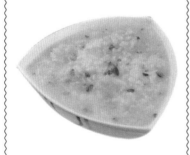

松子银耳粥

【原料】松子 30 克，水发银耳 60 克，软饭 180 克，盐少许。

【制作】炒锅烧热，倒入松子，炒香，盛出备用。将松子倒入榨汁机研磨杯中磨成粉末。把银耳去除根部，撕成小块。汤锅中注入适量水，倒入银耳，用大火煮沸，倒入软饭，煮开后转小火煮 20 分钟至软烂。倒入松子粉、盐，拌匀调味。起锅，装入碗中即成。

【用法】佐餐食用。

【功效】滋阴降火，养心安神。适用于心烦不寐、心悸不安、失眠患者。

黑芝麻枸杞粥

【原料】粳米 80 克，黑芝麻、枸杞各适量，糖 3 克，葱 8 克。

【制作】粳米洗净，浸泡。黑芝麻、枸杞均洗净。葱洗净，切花。锅置火上，倒入清水，放入粳米，以大火煮至米粒开花。加入黑芝麻、枸杞煮至粥呈浓稠状，调入糖拌匀，撒上葱花即可。

【用法】佐餐食用。

【功效】健脾宽中，清热解毒。适用于失眠患者。

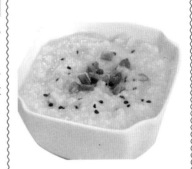

生菜猪心粥

【原料】生菜 30 克，猪心 50 克，香菇 50，大米适量，葱花、姜末、胡椒粉、盐各适量。

【制作】生菜洗净切丝。香菇洗净对切，猪心洗净切小块。锅中放适量水，下入大米大火烧开，放香菇、猪心、姜末。改小火，放入生菜，待粥熬好加盐、胡椒粉调味，撒上葱花即可。

【用法】佐餐食用。

【功效】定惊安神，养心补血。适用于失眠多梦、神经衰弱患者。

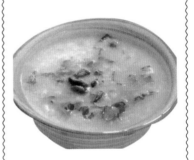

猕猴桃樱桃粥

【原料】猕猴桃 30 克，樱桃少许，大米 80 克，糖 11 克。

【制作】大米洗净，用清水浸泡半小时。猕猴桃去皮，切小块。樱桃洗净，切块。锅内注入清水，放大米煮至米粒绽开后，放入猕猴桃、樱桃同煮。改用小火煮至粥成后，调入糖入味即可食用。

【用法】佐餐食用。

【功效】养阴生津，除烦止渴。适用于失眠患者。

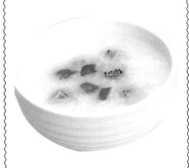

枸杞猪肝茼蒿粥

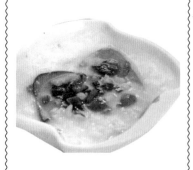

【原料】猪肝35克，茼蒿30克，枸杞叶25克，枸杞10克，红枣25克，大米80克，姜末5克，葱花3克，盐3克。

【制作】茼蒿洗净切段。猪肝洗净切片。沸水锅中放入大米、枸杞、姜末、红枣，转中火熬煮至粥将成。转小火，下入猪肝、枸杞叶、茼蒿，加盐调味，等猪肝熟透撒上葱花即可。

【用法】佐餐食用。

【功效】宽中理气，缓解失眠。适用于失眠患者。

木耳山楂排骨粥

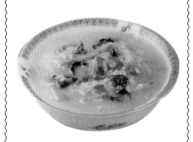

【原料】水发木耳40克，排骨300克，山楂90克，水发大米150克，水发黄花菜80克，葱花少许，料酒8毫升，盐2克，胡椒粉少许。

【制作】木耳撕成小块，山楂切小块。砂锅中注水烧开，倒入大米，加入排骨，淋入料酒，搅拌片刻，煮至沸腾。倒入木耳、山楂、黄花菜，用小火煮30分钟，至食材熟透。放入盐、胡椒粉拌匀调味。关火后盛入碗中，撒上葱花即可食用。

【用法】佐餐食用。

【功效】滋阴补肾，滋阴催眠。适用于失眠患者。

酸枣仁枸杞粥

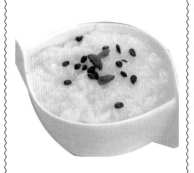

【原料】大米100克，酸枣仁适量，枸杞10克左右，盐2克。

【制作】大米泡发洗净。酸枣仁、枸杞均洗净，备用。锅置火上，倒入清水，放入大米，大火煮至米粒开花。加入酸枣仁、枸杞，用小火煮至浓稠状，调入盐拌匀即可。

【用法】佐餐食用。

【功效】滋补肝肾，益精明目。适用于失眠患者。

鸡肉芹菜粥

【原料】鸡肉 150 克，芹菜 20 克，枸杞 30 克，冬菜 50 克，香菇 70 克，大米 80 克，盐 3 克，葱花适量。

【制作】冬菜、芹菜洗净，切粒。鸡肉洗净，切小块。枸杞洗净。香菇泡发，洗净，切成小片。大米淘净，泡好。锅中注水，下入大米，大火烧沸，下入鸡肉、枸杞、香菇，转中火熬煮至米粒开花。下入冬菜、芹菜，改小火将粥熬好，加盐调味，撒上葱花即可。

【用法】佐餐食用。

【功效】温中补脾，宁心安神。适用于失眠患者。

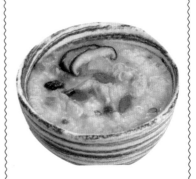

干贝苦瓜粥

【原料】水发大米 120 克，苦瓜 100 克，干贝 35 克，姜片少许，盐 2 克，香油少许。

【制作】将洗净的苦瓜去除瓜瓤，切片，装入碗中，待用。砂锅中注水烧开，倒入干贝、大米、姜片，搅拌匀，煮沸后用小火煮约 30 分钟，至米粒变软。倒入苦瓜片，用小火续煮约 5 分钟，至全部食材熟透。加盐、香油，搅拌至粥入味。关火后盛出即成。

【用法】佐餐食用。

【功效】清心明目，改善失眠。适用于因天气炎热或心情烦躁等引起失眠的患者。

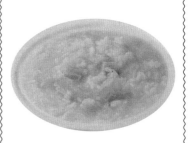

莲子糯米蜂蜜粥

【原料】糯米 100 克，莲子 30 克，枸杞适量，蜂蜜少许。

【制作】将糯米、莲子分别洗净，用清水浸泡 1 小时。枸杞洗净，切碎备用。锅置火上，放入糯米、莲子，加适量清水熬煮至米烂、莲子熟。放入蜂蜜调匀，撒枸杞即可。

【用法】佐餐食用。

【功效】补中益气，安心宁神。适用于贫血、腹泻、气虚所导致的失眠患者。

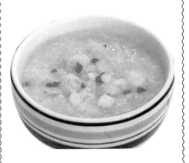

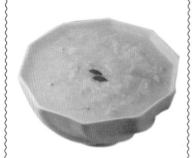

梨藕粥

【原料】水发大米 150 克，雪梨 100 克，莲藕 95 克，水发薏米 80 克。

【制作】莲藕、雪梨切小块，备用。砂锅中注水烧开，倒入洗净的大米、薏米，搅拌均匀，大火煮沸后用小火煮约 30 分钟，至米粒变软。倒入莲藕、雪梨搅拌匀，用小火续煮约 15 分钟，至食材熟透。火后盛出即可食用。

【用法】佐餐食用。

【功效】开胃清热，改善失眠。适用于失眠患者。

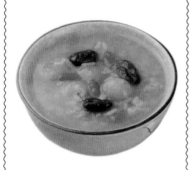

红枣桂圆燕麦粥

【原料】红枣 30 克，桂圆肉 25 克，燕麦 40 克，枸杞 8 克，水发荞麦 60 克，水发糙米 70 克，水发大米 150 克。

【制作】锅中注入适量水烧开。倒入洗好的大米、糙米、荞麦，搅拌。放入备好的红枣、桂圆肉、燕麦、枸杞，搅拌均匀，用小火煮约 40 分钟，装入碗中。

【用法】佐餐食用。

【功效】益气补血，安神助眠。适用于失眠患者。

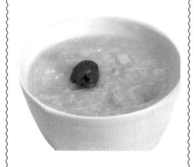

百合玉米蜂蜜粥

【原料】玉米、百合各 20 克，大米 100 克，糖 4 克，蜂蜜适量。

【制作】玉米、百合清洗干净。大米泡发洗净。锅置火上，注入清水后，放入大米、玉米、百合，用大火煮至米粒绽开。改用小火煮至粥呈浓稠状，调入蜂蜜和糖入味即可。

【用法】佐餐食用。

【功效】养阴润肺，清心安神。适用于失眠患者。

小米鸡蛋羹

【原料】小米50克，鸡蛋1个，盐3克。

【制作】小米淘洗干净，放入锅中，加入适量清水，熬粥。待粥快熟时将鸡蛋直接打散放入粥中，快速搅匀。加入少量盐调味即可。

【用法】佐餐食用。

【功效】镇静安眠，清热滋阴。适用于失眠患者。

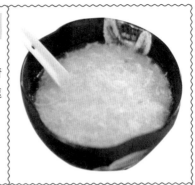

桑葚莲子银耳羹

【原料】桑葚干5克，水发莲子70克，水发银耳120克，冰糖30克。

【制作】银耳切成小块，备用。锅中注水烧开，倒入桑葚干，小火煮15分钟，至其析出营养物质。揭开盖，捞出桑葚，倒入莲子、银耳，小火再煮20分钟，至食材熟透。揭盖，倒入冰糖，搅拌均匀，用小火煮至冰糖溶化即可食用。

【用法】佐餐食用。

【功效】补肝益肾，稳定情绪。适用于失眠患者。

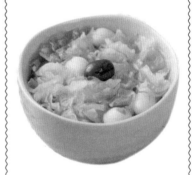

柏子仁大米羹

【原料】柏子仁适量，大米80克，盐、葱花各适量。

【制作】大米泡发洗净。柏子仁洗净。锅置火上，倒入清水，放入大米，以大火煮至米粒开花。加入柏子仁，以小火煮至粥呈浓稠状，调入盐拌匀，撒葱花即可。

【用法】佐餐食用。

【功效】镇静安神，除烦止渴。适用于心慌、忧郁、焦虑、失眠患者。

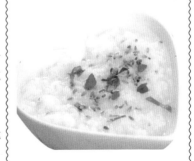

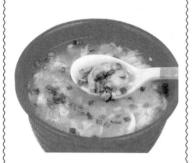

牡蛎豆腐羹

【原料】牡蛎肉 150 克，豆腐 100 克，鸡蛋 1 个，韭菜 50 克，葱段 2 克，高汤适量，花生油 20 克，盐少许，香油 2 克。

【制作】牡蛎肉洗净泥沙。豆腐均匀切成细丝，韭菜洗净切末。鸡蛋打入碗中备用。净锅上火倒入花生油，将葱段炝香，倒入高汤，下入牡蛎肉、豆腐丝。调入盐煲至入味，再下入韭菜末、鸡蛋，淋入香油即可。

【用法】佐餐食用。

【功效】镇静安神，潜阳补阴。适用于躁狂发作引起的失眠患者。

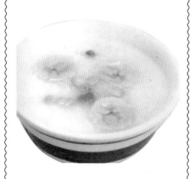

香蕉玉米羹

【原料】香蕉、玉米粒、豌豆各适量，大米 80 克，冰糖 12 克。

【制作】大米泡发洗净。香蕉去皮，切片。玉米粒、豌豆洗净。锅置火上，注入清水，放入大米，用大火煮至米粒绽开。放入香蕉、玉米粒、豌豆、冰糖，用小火煮至闻见香味时即可食用。

【用法】佐餐食用。

【功效】养阴生津，除烦止渴。适用于失眠患者。

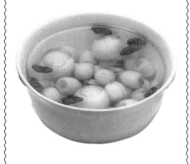

荔枝莲子羹

【原料】莲子 50 克，荔枝肉 20 克，枸杞 10 克，糖 10 克。

【制作】莲子洗净，泡发。枸杞、荔枝肉均洗净、浸软备用。锅置火上，注入清水，放入莲子煮沸后，下入枸杞、荔枝肉。煮熟后放入糖调味，即可食用。

【用法】佐餐食用。

【功效】清心泻火，强心安神。适用于失眠患者。

莲子百合牛奶羹

【原料】大米80克,莲子10克,百合10克,熟花生米50克,糖适量。

【制作】大米洗净。莲子、百合洗净,泡2小时。熟花生米搓掉外皮。将莲子和百合放在炖盅里炖熟。将大米、熟花生米、莲子、百合倒入豆浆机中搅打成浆,至豆浆机提示米糊做好时滤出装杯,加入糖调味即可。

【用法】佐餐食用。

【功效】清心泻火,强心安神。适用于因恐惧症引起的失眠、惊厥、多梦患者。

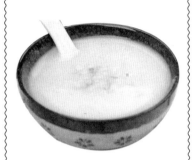

银耳枸杞羹

【原料】银耳300克,枸杞20克,糖5克。

【制作】银耳泡发后洗净。枸杞洗净,用清水泡发。将泡软的银耳去根,撕成小朵。锅中加水烧开,下入银耳、枸杞煮开,调入糖即可。

【用法】佐餐食用。

【功效】润肠益胃,缓解失眠。适用于失眠患者。

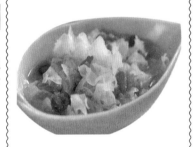

牡蛎羹

【原料】水发紫米、水发大米各80克,牡蛎肉100克,姜片、香菜末、葱花各少许,盐2克,料酒3毫升,胡椒粉2克,香油2毫升。

【制作】牡蛎肉洗净,装入碗中,放入姜片,加少许盐、料酒拌匀,腌渍10分钟。大米、紫米分别洗净。砂锅中加水烧开,放大米、紫米煮粥。快熟时倒入腌渍好的牡蛎肉煮沸,加盐、胡椒粉、香油调味,撒上香菜末、葱花即可。

【用法】佐餐食用。

【功效】镇静安神,潜阳补阴。适用于因躁狂发作引起的失眠患者。

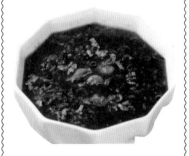

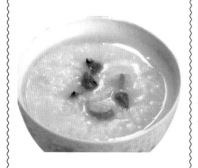

山楂冰糖羹

【原料】山楂 30 克，大米 100 克，冰糖 5 克。

【制作】大米用清水清洗干净，放入清水中浸泡，山楂洗净。锅置火上，放入大米，加适量清水煮至七成熟。放入山楂煮至米粒开花，放入冰糖煮化后调匀便可。

【用法】佐餐食用。

【功效】消食化积，通脉活血。适用于失眠患者。

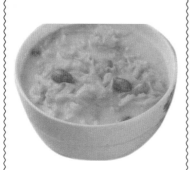

花生银耳牛奶羹

【原料】花生米 80 克，水发银耳 150 克，牛奶 100 毫升。

【制作】洗好的银耳撕成小块，备用。砂锅中注水烧开，放入花生米，加入银耳，搅拌均匀，烧开后用小火煮 20 分钟。倒入备好的牛奶拌匀，煮至沸。关火后将煮好的花生银耳牛奶盛出，装入碗中即可食用。

【用法】佐餐食用。

【功效】缓解失眠，防治便秘。适用于便秘、失眠患者。

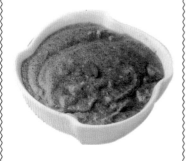

桑葚黑芝麻羹

【原料】桑葚干 7 克，水发大米 100 克，黑芝麻 40 克，糖 20 克。

【制作】取榨汁机，将黑芝麻倒入研磨杯中磨成粉，备用。选择搅拌刀座组合，将大米、桑葚干倒入量杯中。加入适量水，榨成汁，倒入黑芝麻粉，搅拌均匀。将混合好的米浆倒入砂锅中，拌匀。加糖，搅拌一会儿，关火后将煮好的芝麻羹盛出，装入碗中即成。

【用法】佐餐食用。

【功效】疏肝解郁，养血柔肝。适用于多梦健忘、失眠患者。

第三节　菜　肴　方

菜肴是以蔬菜、肉类、禽蛋类以及海味水产品等为主要原料，再配以一定比例的药物，经烹调（炒、爆、熘、烧、焖、烩、炖、熬、蒸、煮、扒、煨等）而制成的。

西芹炒胡萝卜

【原料】西芹 300 克，胡萝卜 50 克，盐各适量。

【制作】西芹去叶，留梗洗净，切成菱形块，入沸水锅中焯水。胡萝卜洗净，切成粒。锅中注入菜籽油烧热，放入芹菜爆炒，再加入胡萝卜粒一起炒熟。加入盐即可出锅。

【用法】佐餐食用。

【功效】清热除烦，安定情绪。适用于失眠患者。

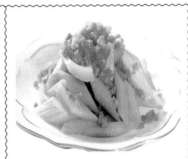

百合炒鸡蛋

【原料】百合 150 克，鸡蛋 3 个（约 150 克），红椒 10 克，植物食用油 40 克，盐 2 克，糖 1 克，胡椒粉 1 克。

【制作】百合斜刀切成片状，入沸水锅内焯水后捞出，沥干水分。红椒切成 1.5 厘米长的菱形片。锅置旺火上，放油烧至六成热，将鸡蛋下锅炒散，然后放入百合、红椒片，加入上述调味品炒拌均匀，出锅装盘即成。

【用法】佐餐食用。

【功效】养阴润肺，清心安神。适用于失眠患者。

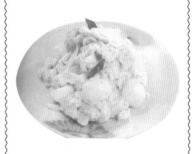

醋香黄鱼块

【原料】净黄鱼 150 克，红椒圈、蒜末、葱段各少许，番茄酱 30 克，盐 3 克，糖 5 克，生粉 10 克，醋 8 毫升，生抽少许，水淀粉、植物食用油各适量。

【制作】黄鱼斩小块，加盐、生抽拌匀，拍上生粉静置 10 分钟。热锅注油，烧至六成热。放入鱼块炸 2 分钟，捞出待用。用油起锅，放红椒圈、蒜末、葱段爆香。加水、醋、糖、番茄酱，快速搅匀，待汤汁沸腾时倒入水淀粉，拌匀，调成味汁。倒入炸熟的鱼块，翻炒片刻，至鱼肉均匀地裹上调味汁。

【用法】佐餐食用。

【功效】改善神经，缓解失眠。适用于失眠患者。

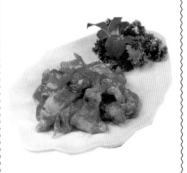

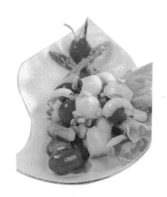

百合炒芦笋

【原料】新鲜百合 2 个，芦笋 300 克，红枣 6 枚，浮小麦 30 克，橄榄油、盐各适量。

【制作】百合挑去变色的花瓣并去头尾洗净，芦笋去掉老皮切成两段备用。加热橄榄油，放入芦笋、百合，红枣去核切半，放入一起炒，加水并盖上锅煮 2 分钟左右。加盐调味后即可起锅装盘。

【用法】佐餐食用。

【功效】养心安神，改善睡眠。适用于失眠患者。

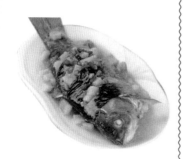

山药蒸鲫鱼

【原料】鲫鱼 400 克，山药 80 克，葱段、姜片、葱花、枸杞、盐、料酒各适量。

【制作】洗净去皮的山药切粒。处理干净的鲫鱼两面切一字花刀，放姜片、葱段、料酒、盐，拌匀，腌渍 15 分钟至其入味。将腌渍好的鲫鱼装入盘中，撒上山药粒，放姜片。把蒸盘放入蒸锅中，水开后大火蒸 10 分钟，至食材熟透。取出蒸好的鲫鱼。

【用法】佐餐食用。

【功效】益心安神，帮助消化。适用于失眠患者。

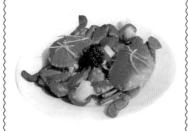

米酒蒸螃蟹

【原料】螃蟹数只（视大小而定），米酒、花生油、酱油各适量。

【制作】将螃蟹洗净，放入碟中，放锅中加盖蒸。将熟时加米酒 1~2 汤匙，再蒸片刻。

【用法】蟹肉蘸花生油、酱油食之，可随意饮汁。

【功效】益阴补髓，柔肝养筋。适用于失眠患者。

糖水泡莲藕

【原料】莲藕300克，糯米适量，糖5克，鲜汤适量。

【制作】莲藕去皮洗净，切片。糯米用清水淘洗干净后塞入莲藕孔中，一起入蒸锅蒸熟，取出摆盘。将鲜汤倒入锅中烧开，放入糖，烧至溶化，做成味汁，均匀地淋在莲藕上即可。

【用法】佐餐食用。

【功效】降火滋阴，清热凉血。适用于失眠患者。

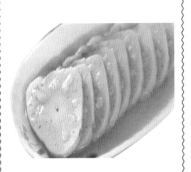

胡萝卜丝烧豆腐

【原料】胡萝卜85克，豆腐200克，蒜、葱花各少许，盐3克，生抽5毫升，老抽2毫升，水淀粉5毫升，植物食用油适量。

【制作】将洗好的豆腐切成小方块，胡萝卜切成细丝，分别焯1分钟。用油起锅，放入蒜末爆香。倒入豆腐和胡萝卜丝，翻炒匀。注水，加盐、生抽、老抽，拌匀，续煮至食材入味。倒入水淀粉，快速翻炒至食材熟软、汤汁收浓。关火后盛入盘中，撒上葱花即成。

【用法】佐餐食用。

【功效】生津润燥，清热解毒。适用于因天气烦热或心理因素（如焦虑、心神不宁）所引起失眠的患者。

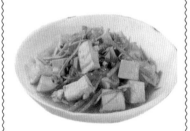

银耳木瓜盅

【原料】银耳20克，木瓜250克，莲子适量，冰糖适量。

【制作】木瓜洗净后在1/3处切开，去掉内瓤，并在开口处切一圈花边，制成木瓜盅。银耳泡发。莲子去心，洗净待用。将银耳和莲子放入木瓜盅内，加入冰糖，倒入适量清水，置于蒸锅中，隔水蒸熟即可食用。

【用法】佐餐食用。

【功效】补气和血，补脑强心。适用于因肿瘤引发的失眠患者。

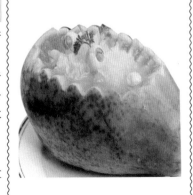

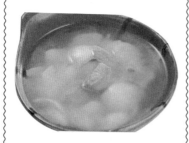

百合炖肉

【原料】百合 100 克，瘦牛肉（亦可用鸡肉、羊肉）500 克，盐适量。

【制作】百合洗净切细，牛肉洗净切片，一同放入砂罐，用文火炖至肉熟，加入盐拌匀即可。

【用法】佐餐食用。

【功效】养阴润肺，清心安神。适用于慢性支气管炎、水肿患者。

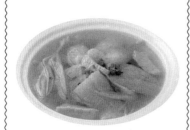

竹荪黄花菜炖瘦肉

【原料】猪瘦肉 130 克，水发黄花菜 120 克，水发竹荪 90 克，姜片、花椒各少许，盐 2 克，料酒 4 毫升。

【制作】竹荪切段，黄花菜切去根部，瘦肉切小块。砂锅中注水烧开，放入花椒、姜片、瘦肉块、黄花菜、竹荪。淋入料酒，煮沸后用小火煮 20 分钟，至食材熟透。加盐拌匀调味。再转大火略煮片刻，至汤汁入味。关火后盛出即成。

【用法】佐餐食用。

【功效】增强大脑功能，改善失眠。适用于失眠患者。

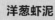
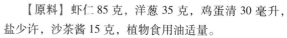

洋葱虾泥

【原料】虾仁 85 克，洋葱 35 克，鸡蛋清 30 毫升，盐少许，沙茶酱 15 克，植物食用油适量。

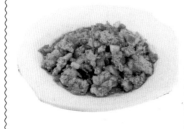

【制作】洋葱切成粒。虾仁去虾线，再剁成泥。虾肉泥装入碗中，放入盐、蛋清，沿同一个方向搅拌至虾泥起浆成胶状。加入洋葱粒，拌匀。取干净碗抹油，把虾胶团成球状，装入碗中，放入蒸锅，大火蒸 5 分钟至全熟。把蒸熟的虾胶倒入另一个大碗中，搅碎，放入沙茶酱，拌匀即成。

【用法】佐餐食用。

【功效】改善失眠，补充钙质。适用于神经衰弱、失眠、自主神经（植物神经）功能紊乱患者。

葱炖猪蹄

【原料】猪蹄4只，葱段50克，盐、料酒适量。

【制作】取猪蹄洗净，用刀划口。把猪蹄、葱段、盐、料酒等一起放入炖盅内，用文火炖煮至熟烂即可。

【用法】分顿吃蹄和汤。

【功效】补肾益精，养血补血。适用于失眠患者。

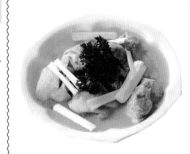

黄花菜拌海带丝

【原料】水发黄花菜100克，水发海带80克，彩椒50克，蒜末、葱花各少许，盐3克，生抽4毫升，醋5毫升，陈醋8毫升，香油少许。

【制作】彩椒、海带切细丝，备用。锅中注水烧开，淋上醋。倒入海带丝、黄花菜、彩椒丝，用大火续煮至食材熟透后捞出，沥干水分，待用。把煮熟的食材装入碗中，撒上蒜末、葱花。加盐、生抽、香油、陈醋，搅拌至食材入味即成。

【用法】佐餐食用。

【功效】缓解精神压力，改善紧张情绪。适用于失眠患者。

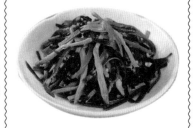

黑木耳炒黄花菜

【原料】黑木耳20克，黄花菜20克，盐、葱花、素鲜汤、水淀粉、植物食用油各适量。

【制作】黑木耳泡发洗净，撕成小片。黄花菜用冷水泡发，洗净，挤去水分。锅中放油烧热，先放入葱花煸香，再放入黑木耳、黄花菜煸炒，再加入素鲜汤、盐煸炒至入味，用水淀粉勾芡即可。

【用法】佐餐食用。

【功效】改善失眠，缓解压力。适用于失眠患者。

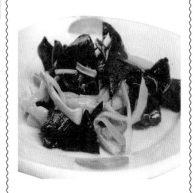

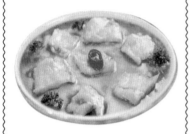

芙蓉鱼片

【原料】青鱼 1 条，鸡蛋清 2 个，清汤 350 毫升，盐 4 克，淀粉 10 克，豉油汁适量。

【制作】青鱼洗净，切成片。淀粉加水调匀成浆。生鱼片挂浆备用。蛋清加入盐，冲入适量清汤搅匀，上笼蒸熟。放上切好的鱼片，再次蒸熟，淋上豉油汁即成。

【用法】佐餐食用。

【功效】滋补益气，清心除烦。适用于老年痴呆引发的失眠患者。

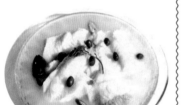

赤豆鲤鱼肉

【原料】活鲤鱼 1 尾（500~800 克），赤小豆 50 克，陈皮 10 克，辣椒 6 克，草果 6 克，料酒、盐、生姜、葱段、胡椒各少许。

【制作】将鲤鱼去鳞、鳃、内脏，洗净切块。将赤小豆、陈皮、草果、鱼块，放入盘中加料酒、盐、生姜末、葱段、胡椒少许，上笼屉蒸熟即可。

【用法】佐餐食用。

【功效】除湿健脾、理气化痰。适用于情绪低落、不思饮食、头闷头沉、反应迟钝、形体肥胖之神经衰弱失眠患者。

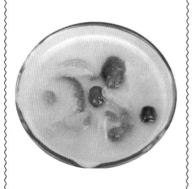

香菇煲牛肚

【原料】牛肚 180 克，香菇 30 克，红枣 8 颗，枸杞、姜各适量，盐 2 克。

【制作】牛肚洗净，翻转去脏杂，以生粉反复搓擦后用清水冲净。香菇泡发洗净。红枣、枸杞洗净，略泡。砂锅内注清水烧沸，加入所有食材，大火煮沸后改小火煲 2.5 小时。加盐调味即可。

【用法】佐餐食用。

【功效】补益脾胃，改善失眠。适用于气血不足、营养不良、失眠患者。

香附陈皮炒肉

【原料】猪瘦肉 200 克, 香附 10 克, 陈皮 3 克, 盐 3 克。

【制作】香附、陈皮洗净, 陈皮切丝备用。猪肉洗净, 切片备用。在锅内放少许油, 烧热后, 放入猪肉片翻炒片刻。加适量清水烧至猪肉熟, 放入陈皮、香附及盐翻炒几下即可。

【用法】佐餐食用。

【功效】理气, 解郁, 健脾。适用于郁郁寡欢的失眠患者。

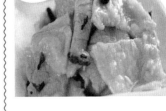

虾子乌参

【原料】乌参 4 条, 虾子 2 大匙, 小油菜 4 条, 葱 2 根, 姜 2 片。料酒、酱油、高汤、糖、胡椒粉、水淀粉适量。

【制作】乌参洗净内脏后, 加葱、姜、料酒, 以清水没过煮开, 以去除腥味, 然后捞出。用 2 大匙油爆香葱段和姜片后捞出, 放入虾子小火略炒即淋料酒, 再放入乌参和料酒 1 大匙, 酱油 3 大匙, 糖 1 大匙, 胡椒粉少许, 高汤 2 杯, 烧开, 改小火焖 20 分钟。小油菜余烫后捞出冲凉, 用油炒熟, 加盐调味。乌参熟软并入味时, 加少许淀粉勾芡, 使汤汁微稠时盛入盘内, 放入小油菜即成。

【用法】佐餐食用。

【功效】安神助眠。适用于失眠患者。

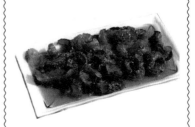

核桃仁虾球

【原料】核桃仁 100 克, 虾仁 150 克, 莴笋 200 克, 红豆少许, 盐、水淀粉、植物食用油各适量。

【制作】虾仁洗净。莴笋去皮洗净, 切条。红豆泡发, 洗净备用。净锅上火倒入油, 加入核桃仁、红豆翻炒片刻, 再放入虾仁、莴笋同炒。加盐调味, 快熟时用水淀粉勾芡出锅即可。

【用法】佐餐食用。

【功效】化瘀解毒, 开胃化痰。适用于身体虚弱、神经衰弱、失眠患者。

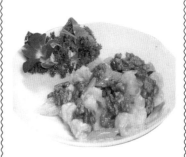

口蘑拌花生

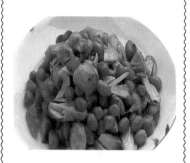

【原料】口蘑 50 克，花生米 250 克，盐 3 克，生抽 10 克，青椒块、红椒块少许。

【制作】花生米洗净备用。口蘑清净后切片，入开水中焯熟。将盐、生抽调匀，淋在口蘑、花生米上，撒青椒块、红椒块拌匀。

【用法】佐餐食用。

【功效】调理情绪，促进发育。适用于小儿注意力集中障碍、失眠、多动患者。

软炸鲜蘑

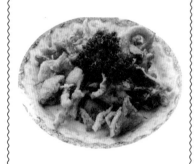

【原料】鲜蘑菇 500 克，鸡蛋 3 个，淀粉 75 克，鸡汤 150 毫升，番茄酱 75 克，熟猪油 1000 克，盐、香油、胡椒粉、料酒各适量。

【制作】将鲜蘑菇在沸水中焯透捞出，清水漂洗。鸡汤、鲜蘑菇放入锅中，加盐、料酒，烧至汤汁浓稠，加胡椒粉起锅，沥去余汁。将蛋清搅匀，加干淀粉调成浓浆，将烧入味的鲜蘑菇倒入浆中抓匀。原锅放熟猪油，烧至四成熟时将裹浆后的蘑菇抓入油锅，炸至外壳发白取出，待油温升高一点再投入鲜蘑菇，稍炸捞出，淋入香油。

【用法】每日 1 次，连用 2 周。

【功效】养心安神，增强机体的免疫功能。适用于神经衰弱、失眠、身体虚弱患者。

西红柿炒包心菜

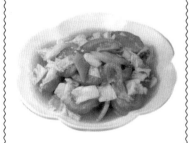

【原料】西红柿 120 克，包心菜 200 克，彩椒 60 克，蒜末、葱段各少许，番茄酱、盐、糖、水淀粉、植物食用油适量。

【制作】洗好的彩椒和包心菜切成小块，洗净的西红柿切瓣，包心菜入水焯 1 分钟。用油起锅，倒入蒜末、葱段，爆香。放入西红柿、彩椒，翻炒匀。加入包心菜，翻炒片刻。放入番茄酱、盐、糖，炒匀调味，淋入水淀粉，快速翻炒匀。关火后盛出食材，装入盘中即可。

【用法】佐餐食用。

【功效】活血化瘀，通经活络。适用于急躁易怒、失眠患者。

芦荟炒马蹄

【原料】芦荟 150 克，马蹄 100 克，枸杞 5 克，盐、糖、料酒、酱油、姜丝、葱丝、素油各适量。

【制作】芦荟去皮，洗净切条。马蹄去皮，洗净切片。分别焯水，沥干备用。锅放油烧热，下姜丝、葱丝爆香，放入芦荟、马蹄炒至断生，加料酒、酱油、盐、糖调味，再加枸杞炒匀即可。

【用法】佐餐食用。

【功效】清心除烦，润肠通便。适用于因小儿多动症、注意力缺陷引起的失眠、多梦患者。

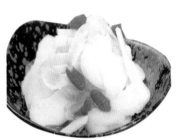

拔丝山药

【原料】山药 250 克，花生油 250 克，糖 80 克。

【制作】山药去皮洗净，切滚刀块，入油锅炸至金黄色，熟透时捞出。另起锅加油适量，旺火烧热，倒入糖，糖溶化后炒至金黄色，速将山药块倒入锅中翻搅，使糖汁均匀粘满每块山药，能拔出丝时装入抹好油的盘子内即可。

【用法】佐餐食用。

【功效】健脾固肾安神。适用于遗精健忘、乏力便溏的神经衰弱、失眠患者。

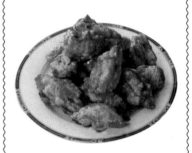

腰果虾仁

【原料】莴笋 200 克，虾仁、腰果各 100 克，盐、淀粉各 3 克，植物食用油适量。

【制作】莴笋洗净，去皮切块。虾仁和腰果分别洗净沥干。淀粉加水拌匀。锅中倒油烧热，加入腰果稍炸，加莴笋块和虾仁炒熟。下入盐调味，倒入淀粉水勾薄芡即可。

【用法】佐餐食用。

【功效】补血降压，调节神经。适用于神经衰弱所导致的失眠患者。

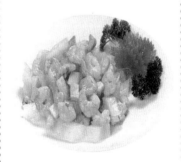

胡萝卜鱿鱼煲

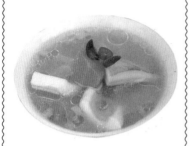

【原料】鱿鱼 300 克，胡萝卜 100 克，酸枣仁 20 克，葱段、姜片各 2 克，盐少许。

【制作】鱿鱼切块，余水。胡萝卜去皮切块。酸枣仁洗净。净锅上火倒入花生油，将葱段、姜片爆香，加胡萝卜煸炒。倒水和酸枣仁，调入盐煮至快熟时，下入鱿鱼再煮至熟即可。

【用法】佐餐食用。

【功效】调心健脾。适用于失眠、烦躁、注意力障碍患者。

黄花菜枸杞猪腰

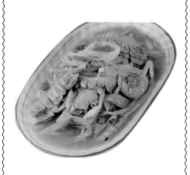

【原料】水发黄花菜 150 克，猪腰 200 克，枸杞 10 克，姜片、葱花各少许，料酒、生抽、盐、水淀粉、植物食用油适量。

【制作】黄花菜切去花蒂。猪腰切花刀、切块，分别焯 1 分钟。用油起锅，放姜片，爆香。倒猪腰，加适量料酒、生抽，翻炒匀。放黄花菜，炒匀。注水，放盐、水淀粉，炒匀调味。放枸杞，翻炒均匀。

【用法】佐餐食用。

【功效】改善大脑功能，缓解精神压力。适用于失眠患者。

双仁火腿炖鸡肝

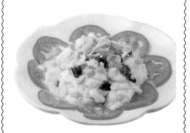

【原料】牛奶 150 毫升，鸡蛋 2 个，虾仁 35，杏仁 25 克，熟鸡肝 40 克，火腿 15 克，盐、水淀粉、生粉、食用各适量。

【制作】虾仁去虾线，加盐、水淀粉拌匀。鸡肝切小块，火腿切丁，鸡蛋取蛋清，备用。取部分牛奶装入碟中，调匀，倒入剩余的牛奶中，淋入蛋清、盐，调匀。锅内加适量植物食用油，烧至八分热，将杏仁、火腿、鸡肝、虾仁倒入锅中，炸出香味。锅底留油，倒入牛奶、鸡肝和虾仁，翻炒均匀即成。

【用法】佐餐食用。

【功效】解除疲劳，加快入睡。适用于失眠患者。

清炒虾米芹菜丝

【原料】虾米 20 克，芹菜 150 克，红椒 20 克，盐 2 克，料酒 8 毫升，水淀粉、植物食用油各适量。

【制作】芹菜洗净，切段。红椒洗净去籽，切丝。锅中加水烧开，放虾米，加料酒煮 1 分钟捞出备用。锅内放油烧热，放虾米爆香，加料酒炒匀，放芹菜、红椒炒匀，加盐调味，以水淀粉勾芡即可。

【用法】佐餐食用。

【功效】镇静安神，清热除烦。适用于失眠患者。

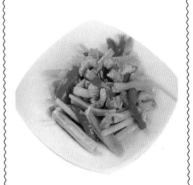

红参鹌鹑蛋

【原料】红参 80 克，鹌鹑蛋数个，鸡汤 1000 克，糖、盐、芡粉各适量。

【制作】红参放入砂锅内，加冷水浸泡 4 小时，再加入鸡汤 1000 毫升、剥去外皮的熟鹌鹑蛋 8 个，用小火煨炖 1 小时。将鹌鹑蛋摆在盘中，原汤调加芡粉、糖、盐适量，再加热，调成透明的稠厚汤汁，浇在鹌鹑蛋盘中即可。

【用法】早、晚佐餐食用。

【功效】益气增智，温养心神。适用于失眠患者。

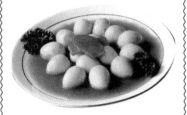

五味子炖羊腰

【原料】羊腰 500 克，杜仲 15 克，五味子 6 克，盐、食油、淀粉各适量。

【制作】将羊腰洗净，切成小块，放入碗中，加适量淀粉裹匀。将杜仲、五味子分别洗净，放入砂锅中，加入适量清水，用大火烧沸后转小火续煮 30 分钟。放入羊腰块，小火煮至熟透，加盐调味即可。

【用法】佐餐食用。

【功效】清热利尿，缓解失眠。适用于失眠患者。

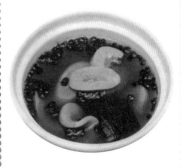

苦瓜炒蛋

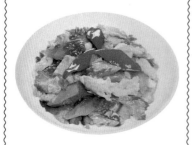

【原料】苦瓜 200 克，鸡蛋 3 个，红椒适量，盐 3 克，香油 10 克。

【制作】鸡蛋磕入碗中，搅匀。苦瓜、红椒均洗净，切片。油锅烧热，倒入鸡蛋液炒熟后盛起。锅内留油烧热，下苦瓜、红椒翻炒片刻。再倒入鸡蛋同炒，调入盐炒匀，淋入香油。

【用法】佐餐食用。

【功效】清心泻火，滋阴补虚。适用于失眠患者。

茼蒿拌鸡丝

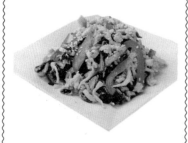

【原料】鸡胸肉 160 克，茼蒿 120 克，彩椒 50 克，蒜末、熟白芝麻各少许，盐 3 克，生抽 7 毫升，水淀粉、香油、食用油各适量。

【制作】茼蒿切段，彩椒切粗丝。鸡胸肉切丝。加少许盐、水淀粉、食用油，腌渍约 10 分钟，至食材入味。以上食材分别入水焯熟。取一个干净的碗，倒入彩椒丝、茼蒿、鸡肉丝，撒上蒜末，加剩余的盐，淋入生抽、香油快速搅拌至食材入味。取一个干净的盘子，盛入拌好的食材。撒上白芝麻，摆好盘。

【用法】佐餐食用。

【功效】润肺补肝，降压补脑。适用于失眠患者。

牛奶炒蛋清

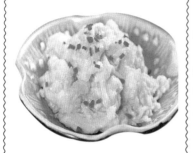

【原料】鲜牛奶 150 克，鸡蛋清 200 克，熟火腿末 5 克，盐 5 克，淀粉 2 克，植物食用油适量。

【制作】将鲜牛奶倒入碗内，加入鸡蛋清、盐、淀粉，用筷子搅拌均匀。净锅上火，用油滑锅，倒牛奶蛋清入锅拌炒，炒至断生，出锅装碟，围边撒火腿末即可。

【用法】佐餐食用。

【功效】解除疲劳，加快入睡。适用于失眠患者。

丝瓜炒干贝

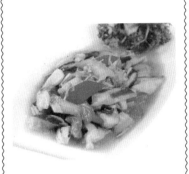

【原料】丝瓜 200 克，甜椒 50 克，干贝 30 克，姜片、蒜末少许，盐 2 克，料酒、生抽、水淀粉各适量。

【制作】丝瓜去皮洗净，切成片。甜椒洗净切块，干贝泡好，压烂。锅内放油烧热，放姜片、蒜末爆香，倒入干贝炒匀，淋料酒，倒入丝瓜、甜椒炒匀。淋入适量清水，炒至熟软，加盐、生抽调味，以水淀粉勾芡即可。

【用法】佐餐食用。

【功效】活血通经，调理烦躁。适用于失眠患者。

山药炖金龟

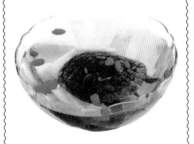

【原料】龟 1 只（500 克以上），山药 60 克，料酒、盐适量。

【制作】将龟入热水中，使其排尽尿，宰杀去内脏，沸水洗净，待用。将龟放入砂锅，加料酒 15 克、山药块、水、盐适量，炖至龟肉烂熟。

【用法】每周吃 2 只龟，连吃 4 周。

【功效】滋补肝肾，健脾益气。适用于神经衰弱、肝肾功能不全、失眠患者。

凉拌海藻

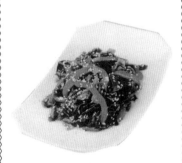

【原料】水发海藻 180 克，彩椒 60 克，熟白芝麻 6 克，蒜末、葱花各少许，盐 3 克，陈醋 8 毫升，醋 10 毫升，生抽、香油各少许。

【制作】彩椒切粗丝，海藻洗净，分别入水焯 1 分钟。把焯好的食材装入碗中，加蒜末、葱花、盐、陈醋、香油、生抽搅拌 1 分钟，至食材入味。将拌好的食材盛入盘中，撒上熟白芝麻即成。

【用法】佐餐食用。

【功效】缓解疲劳，改善失眠。适用于失眠患者。

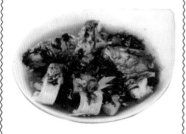

橄榄菜蒸鲈鱼

【原料】鲈鱼块 200 克，橄榄菜 40 克，姜末、葱花各少许，盐、生粉、生抽各适量。

【制作】鲈鱼块装碗，撒上姜末，放盐、生抽、生粉拌匀，腌渍 15 分钟。取一个干净盘子，摆放腌好的鲈鱼块，撒上橄榄菜。入蒸锅，隔水蒸约 10 分钟，撒上葱花，最后淋上少许热油即可。

【用法】佐餐食用。

【功效】补养气血，健脾益肾。适用于失眠患者。

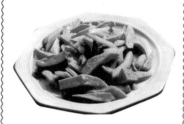

芹菜炒香肠

【原料】芹菜 300 克，香肠 75 克，花生油 35 克，料酒、盐适量。

【制作】芹菜去叶、筋，洗净，切成斜小段。将香肠切斜片。锅上火加油烧热，下芹菜煸炒，将熟时放入香肠、料酒、盐起锅。

【用法】佐餐食用。

【功效】益阴润燥，清胃镇静。适用于失眠患者。

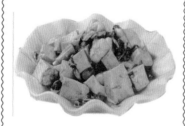

生蚝茼蒿炖豆腐

【原料】豆腐 200 克，茼蒿 100 克，生蚝肉 90 克，姜片、葱段各少许，盐 3 克，老抽 2 毫升，料酒 4 毫升，生抽 5 毫升，水淀粉、植物食用油各适量。

【制作】茼蒿切段。豆腐切小方块，豆腐和生蚝肉分别入水焯 1 分钟。用油起锅，放姜片、葱段爆香。倒入生蚝肉，加料酒炒香。放茼蒿、豆腐，加盐、老抽、生抽，转中火煮 2 分钟，至食材入味。倒入水淀粉翻炒，大火收汁。关火后盛出即成。

【用法】佐餐食用。

【功效】愉悦心情，帮助睡眠。适用于失眠患者。

什锦拌菜

【原料】西芹 200 克，胡萝卜、腐竹、花生米、黑木耳、莲藕各适量。盐 3 克，香油、蚝油各适量。

【制作】西芹洗净切段。胡萝卜洗净切片，腐竹泡发切段，花生米泡发，黑木耳洗净撕小片，莲藕洗净切小块。将所有原材料洗净，入沸水锅中焯水至熟，沥干水分装盘。加入蚝油、香油、盐搅拌均匀即可。

【用法】佐餐食用。

【功效】降压健脑，镇静抗惊。适用于失眠患者。

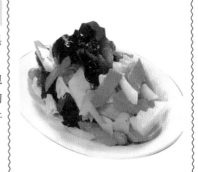

酸枣仁炖猪心

【原料】炒酸枣仁 20 克，猪心 1 个，葱、姜、盐各适量。

【制作】将酸枣仁洗净。猪心去血水，用尖刀从猪心中间开个孔，把酸枣仁放入猪心内。猪心入锅，加适量水及调料，隔水炖 1 小时。取猪心切薄片，去酸枣仁，加原汤即成。

【用法】佐餐食用。

【功效】养心安神。适用于虚烦不眠的神经衰弱患者。

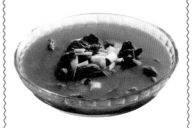

茭白夹

【原料】茭白 300 克，猪肉末 75 克，鸡蛋 1 个，面粉 50 克，食用油 250 克，盐适量。

【制作】将茭白切成 5 厘米长的段，再切成约 1 厘米厚的连刀片。肉末加葱花、盐和少量水调成馅，夹到茭片里，成茭白夹。面粉放碗中，加入打匀的蛋液和适量水，调成蛋糊，备用。炒锅内放油，烧至五成热时，将茭白夹蘸上蛋糊，逐个放油锅中炸至淡黄色捞出，待油烧至七成热时，再放入茭白夹炸至外壳脆硬、成金黄色时捞出，沥油、装盘。

【用法】佐餐食用。

【功效】滋补益气，清心除烦。适用于失眠患者。

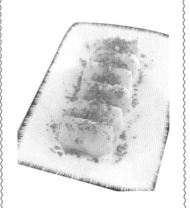

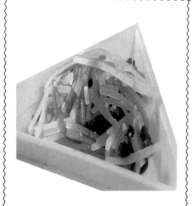

莴笋丝炒胡萝卜

【原料】莴笋 200 克，胡萝卜、黑木耳各 100 克，盐 3 克，蒜 3 克，醋适量。

【制作】莴笋去皮洗净，切丝。胡萝卜洗净，切丝。黑木耳泡发洗净，切小块。锅下油烧热，入蒜爆香后，放入莴笋、胡萝卜、黑木耳滑炒，加盐、醋炒至入味，装盘即可。

【用法】佐餐食用。

【功效】补血降压，缓解失眠。适用于神经衰弱所导致的失眠患者。

丝瓜烧板栗

【原料】板栗 140 克，丝瓜 130 克，彩椒 40 克，姜片、蒜末、盐、蚝油、水淀粉、植物食用油各适量。

【制作】将板栗对半切开，入水焯熟。丝瓜和彩椒分别切小块。用油起锅，放姜片、蒜末，爆香。倒板栗，翻炒匀。锅中加水，加盐、蚝油，拌匀调味，大火煮沸，转小火煮 5 分钟。倒丝瓜块、彩椒块，小火煮 2 分钟，至食材熟透。倒水淀粉，快速炒匀，至汤汁收浓。

【用法】佐餐食用。

【功效】解毒通便，促进睡眠。适用于暑热所致的失眠、烦躁、焦虑患者。

香菇炒黄花菜

【原料】干黄花菜 100 克，水发香菇 50 克，胡萝卜 100 克，葱姜丝、植物食用油、盐、清汤、料酒各适量。

【制作】将干黄花菜用清水浸泡 1 小时，捞出切去花蒂，用清水煮 30 分钟，捞出控净水分，切段。水发香菇洗干净，切丝。胡萝卜洗净，切细丝。锅加油烧至四成热，下葱姜丝爆锅，放入黄花菜、香菇丝、胡萝卜丝略炒，调入料酒、盐、清汤，烧至原料熟软，出锅盛盘即可。

【用法】佐餐食用。

【功效】清热利湿，明目安神。适用于失眠患者。

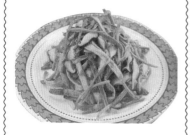

黑芝麻拌莴笋丝

【原料】莴笋 300 克，熟黑芝麻少许，盐 3 克，醋 6 克，生抽 10 毫升。

【制作】莴笋去皮洗净，切丝。锅内注水烧沸，放入莴笋丝焯熟后沥干并装入盘中。加入盐、醋、生抽拌匀，撒上熟黑芝麻。

【用法】佐餐食用。

【功效】补血降压，缓解失眠。适用于神经衰弱所导致的失眠患者。

丝瓜烧花菜

【原料】花菜 180 克，丝瓜 120 克，西红柿 100 克，蒜末、葱段各少许，盐 3 克，料酒 4 毫升，水淀粉、植物食用油适量。

【制作】丝瓜、花菜和西红柿分别切小块，花菜焯 1 分钟备用。用油起锅，放入蒜末、葱段，爆香。倒入丝瓜、西红柿、花菜，淋入料酒，炒匀提味。锅中注水，加盐炒匀调味。倒入水淀粉，用中火快速翻炒一会儿，至食材熟透。关火后盛出食材，装入盘中即成。

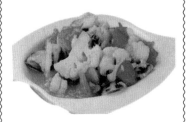

【用法】佐餐食用。

【功效】清暑凉血，解毒通便。适用于因暑热所致的失眠、烦躁、焦虑患者。

红花当归炖鱿鱼

【原料】鱿鱼干 200 克，红花 6 克，当归 8 克，姜片 20 克，葱条少许，料酒 10 毫升，盐 2 克，胡椒粉适量。

【制作】锅中注水烧开，倒入鱿鱼干，搅散，煮至沸，撇去杂质，捞出待用。锅中注水烧开，淋入料酒，加盐、胡椒粉，放入红花、当归、姜片、葱条，倒入鱿鱼干，搅拌匀，煮至沸。盛出炖好的鱿鱼汤，装入碗中。将碗放入烧开的蒸锅中，用中火隔水炖 40 分钟，至食材熟透。将炖好的汤品取出，捞出葱条即成。

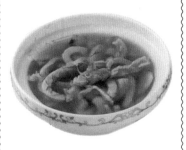

【用法】佐餐食用。

【功效】活血化瘀，通经活络。适用于急躁善怒、失眠患者。

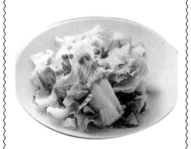

烫包心菜

【原料】包心菜 200 克，蒜、蚝油、生抽、水淀粉各适量。

【制作】包心菜洗净，切成小片，放入沸水中烫熟，捞出装盘。锅内放少许底油，下入蒜末爆香，然后倒入生抽、蚝油、水淀粉制成汁，淋在包心菜上即可。

【用法】佐餐食用。

【功效】清热除烦，健脾安神。适用于失眠患者。

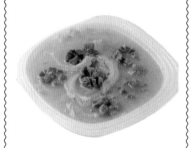

苦瓜氽肉丸

【原料】苦瓜 200 克，牛肉丸 180 克，姜片、葱花各少许，盐 2 克，植物食用油适量。

【制作】苦瓜切片，牛肉丸切网格花刀，备用。用油起锅，放入姜片爆香。倒入苦瓜片，炒至苦瓜变软。锅中注水，倒入牛肉丸。加盐拌匀调味，煮沸后续煮约 3 分钟至食材熟透、入味。盛出煮好的汤料，装在碗中，撒上葱花。

【用法】佐餐食用。

【功效】清心明目，缓解失眠。适用于因天气炎热或心情烦躁等引起失眠的患者。

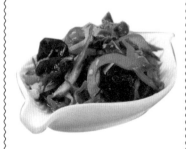

甜椒紫甘蓝拌木耳

【原料】紫甘蓝 120 克，彩椒 90 克，水发木耳 40 克，蒜末少许，盐 3 克，糖 3 克，陈醋 10 毫升，香油适量。

【制作】将洗净的彩椒和紫甘蓝切成粗丝，木耳洗净，分别入水焯 1 分钟。将焯好的食材装入碗中，撒上蒜末。淋入陈醋，再加入盐、糖。注入少许香油，搅拌一会儿至食材入味。取一个干净的盘子，盛入拌好的菜肴，摆好盘即成。

【用法】佐餐食用。

【功效】活血化瘀，通经活络。适用于急躁易怒、失眠患者。

芝麻包心菜

【原料】黑芝麻 10 克，包心菜 500 克，花生油、盐各适量。

【制作】黑芝麻入锅小火煸炒，当炒至黑芝麻发出香味时盛出晾凉，磨成粉状。包心菜洗净，切成小片。炒锅上火，花生油烧热，加入包心菜炒 1 分钟，加盐，炒至软，装盘，撒上芝麻。

【用法】佐餐食用。

【功效】清热除烦，健脾安神。适用于失眠患者。

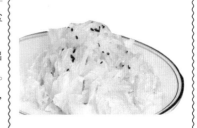

苦瓜黑椒炒虾球

【原料】苦瓜 200 克，虾仁 100 克，泡小米椒 30克，姜片、蒜末、葱段各少许，盐、食粉、黑胡椒粉、料酒、生抽、水淀粉、植物食用油各适量。

【制作】洗净的苦瓜去籽切片。洗好的虾仁去虾线。加少许盐、水淀粉、植物食用油腌渍。锅中注水烧开，撒食粉，倒苦瓜片煮熟，捞出。倒入虾仁煮熟，捞出。油起锅，倒黑胡椒粉、姜片、蒜、葱段爆香，放泡小米椒、虾仁，炒干水分，淋入料酒提味。放苦瓜片炒香，加盐、生抽、水淀粉调味勾芡。

【用法】佐餐食用。

【功效】除邪热，解劳乏。适用于因天气炎热或心情烦躁等引起失眠的患者

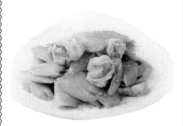

佛手瓜炒鸡蛋

【原料】佛手瓜 100 克，鸡蛋 2 个，葱花少许，盐4 克，植物食用油适量。

【制作】洗净去皮的佛手瓜，切成片。鸡蛋打入碗中，加盐搅匀。佛手瓜汆水。用油起锅，倒入蛋液，快速翻炒匀。倒入佛手瓜，加盐。翻炒均匀。倒入葱花炒匀，炒出葱香味。关火后盛出食材，装入盘中即可食用。

【用法】佐餐食用。

【功效】补脾和胃，改善失眠。适用于失眠患者。

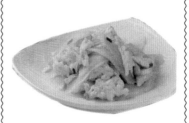

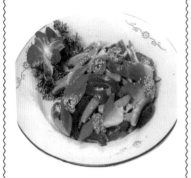

琥珀蜜豆炒贝参

【原料】核桃仁 150 克，熟白芝麻 50 克，豆角 350 克，北极贝 300 克，海参 200 克，红椒块适量，盐、糖、植物食用油各适量。

【制作】北极贝洗净沥干。海参洗净切条，余水捞出。豆角洗净切段，焯水沥干。锅中倒入糖翻炒，放入核桃仁炒至上糖色捞出，粘上熟白芝麻。锅中倒油烧热，倒入豆角煸炒，加入海参、北极贝、红椒块翻炒。放盐调味，撒上核桃仁炒匀即可。

【用法】佐餐食用。

【功效】恢复大脑疲劳，增强记忆能力。适用于失眠、神经衰弱患者。

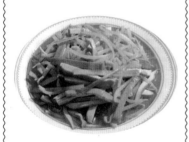

凉拌双豆芹菜

【原料】绿豆芽 200 克，豆腐干 200 克，芹菜 200 克，香油、醋各 15 克，盐、蒜泥适量。

【制作】芹菜切段，放开水中焯一下捞出，用冷水泡凉，沥去水分。绿豆芽掐去头，洗净，用开水焯一下，捞出，再用凉水过凉，沥水。豆腐干洗净，切丝，放入盘内，加入芹菜、绿豆芽、蒜泥、盐、醋、香油拌匀即成。

【用法】佐餐食用。

【功效】益气和中，生津润燥，清热镇静。适用于神经衰弱失眠患者。

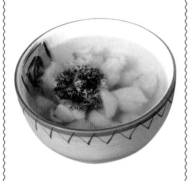

山药玉竹鸽

【原料】白鸽 1 只，淮山药 15 克，玉竹 10 克，调料适量。

【制作】白鸽 1 只，去毛及内脏，洗净，切块。淮山药洗净、切块。鸽块与切好的山药块、玉竹一起放入锅内，加各味调料，煮熟，即可。

【用法】食肉喝汤，可经常服食。

【功效】益气养血，滋阴除烦。适用于青壮年神经衰弱、失眠患者。

清汤黄花鱼

【原料】黄花鱼 1 条（约 500 克），盐 5 克，葱段、姜片各 2 克。

【制作】将黄花鱼处理干净，洗净沥干。炒锅内放少许油，放黄花鱼稍微煎一下，捞出备用。汤锅上火，加水适量，下姜片熬汤，下黄花鱼煲至熟，放盐调味，撒上葱段即可。

【用法】佐餐食用。

【功效】通利五脏，帮助睡眠。适用于失眠患者。

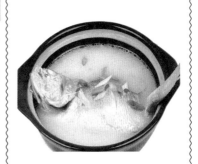

清蒸西瓜鸡

【原料】仔鸡 1 只（约 750 克），嫩西瓜 1 个（约 1500 克），水发冬菇 10 克，火腿片 25 克，葱段、姜片各 10 克，料酒、盐水各 5 克。

【制作】仔鸡经过初步加工后剔净骨头，剁成核桃块，开汤氽透，洗净。西瓜将皮刮净后一头开口，口边开成锯齿形，将瓤挖出，另一头削平。鸡块用料酒、盐水腌制，同配料一起装入西瓜内，将盖盖上，放碗内，上笼蒸烂后西瓜放在品锅里，将汁滗入锅内，兑入作料，烧沸冲入品锅即成。

【用法】佐餐食用。

【功效】温中补脾，益气养血。适用于失眠患者。

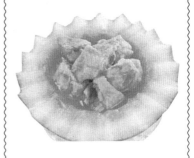

佛手郁金炖乳鸽

【原料】乳鸽 1 只，佛手 15 克，郁金 10 克，枸杞 8 克，姜片、葱段各少许，盐 2 克，料酒 10 毫升。

【制作】乳鸽入水焯 3 分钟。佛手去皮，切片，备用。砂锅中注水烧开，放入备好的郁金、枸杞、姜片、葱段、乳鸽、佛手，淋入料酒，烧开后小火炖 1 小时，至食材熟透。放盐，略煮至食材入味。挑出葱段。关火后盛出即成。

【用法】佐餐食用。

【功效】舒缓焦虑，有助睡眠。适用于失眠患者。

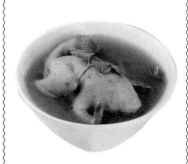

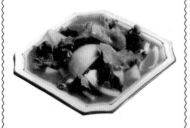

葱炒猪心

【原料】猪心 150 克，葱 50 克，姜 3 克，盐适量，料酒、酱油各 10 克，水淀粉 8 克，植物食用油 50 克。

【制作】猪心劈 4 瓣，洗净切片。葱洗净，切段。锅加油烧至七成熟时下猪心，迅速炒熟，捞出。锅上火，加少许油，将姜葱煸香，下猪心、调料，勾芡出锅。

【用法】佐餐食用。

【功效】补心安神。适用于神经衰弱而见惊悸失眠患者。

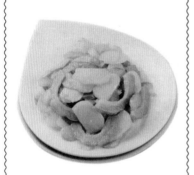

苦瓜炒马蹄

【原料】苦瓜 120 克，马蹄肉 100 克，蒜、葱花各少许，盐 3 克，糖 3 克，水淀粉、植物食用油各适量。

【制作】苦瓜切片放入碗中，加入少许盐，腌渍 20 分钟。锅中注水烧开，倒入苦瓜，煮约 1 分钟至其断生，捞出待用。用油起锅，下入蒜末、马蹄肉、苦瓜，调入剩余的盐、糖、水淀粉，翻炒至断生，撒上葱花。

【用法】佐餐食用。

【功效】清热解毒，改善失眠。适用于失眠患者。

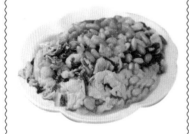

松仁鸡蛋炒茼蒿

【原料】松仁 30 克，鸡蛋 2 个，茼蒿 200 克，枸杞、葱花少许，盐 2 克，水淀粉 4 毫升，植物食用油适量。

【制作】鸡蛋加盐、葱花，打散。茼蒿切碎。油烧至三成热，倒松仁炸香，捞出。锅底留油，倒蛋液炒熟，盛出。锅中加入少许植物食用油烧热，倒茼蒿，炒至熟软。加盐炒匀。倒炒好的鸡蛋，翻炒匀。放枸杞，炒匀。淋入水淀粉快速翻炒均匀，盛出装盘，撒上松仁。

【用法】佐餐食用。

【功效】舒肝解郁，养血柔肝。适用于多梦健忘、失眠患者。

黄花菜炖乳鸽

【原料】乳鸽 1 只，水发黄花菜 100 克，红枣 20 克，枸杞 10 克，姜片、葱段各少许，盐 2 克，料酒 7 毫升。

【制作】黄花菜洗净，去根部。枸杞、红枣洗净备用。乳鸽处理干净，氽水备用。砂锅中加水煮沸，放姜片、红枣、枸杞、乳鸽、黄花菜，淋入料酒，炖煮至食材熟透。加少许盐调味，撒上葱段即可。

【用法】佐餐食用。

【功效】清热利湿，明目安神。适用于吐血、大便带血、小便不通、失眠患者。

莴笋烧豆腐

【原料】豆腐 200 克，莴笋 100 克，枸杞 10 克，蒜末、葱花各少许，盐 2 克，老抽 3 毫升，生抽 5 毫升，水淀粉、植物食用油各适量。

【制作】莴笋切丁，豆腐切块，分别焯 1 分钟。用油起锅，放入蒜末爆香。锅中注水，加生抽、盐、莴笋块、豆腐块、枸杞，轻轻翻炒几下。淋入老抽，用中火续煮约 2 分钟，至食材入味，大火收汁，倒入水淀粉快速翻炒至汤汁收浓。关火后撒上葱花。

【用法】佐餐食用。

【功效】调节神经，缓解失眠。适用于神经衰弱所导致的失眠患者。

莴笋炒腊肉

【原料】熟腊肉 250 克，莴笋 150 克，调料适量。

【制作】将腊肉去皮，切薄片。莴笋去皮洗净，切成片。炒锅置旺火上，放入油烧六成时，将莴笋下锅，煸炒至呈玉白色时盛出。原锅回到火上，放入余下的油烧至七成熟，入腊肉片炒至出油、出香味，淋入清汤烧开。加莴笋片，加酒、盐、糖烧开片刻，出锅即成。

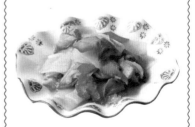

【用法】佐餐食用。

【功效】养心安神，益气助眠。适用于心悸失眠患者。

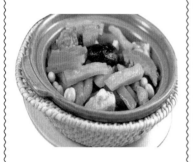

潮式苦瓜煲

【原料】苦瓜 250 克，素肉 100 克，黄豆 20 克，水发香菇 20 克，酸菜 20 克，香菜、高汤各适量，蒜 10 克，盐、胡椒粉各 3 克。

【制作】苦瓜洗净切块，入沸水中焯烫。素肉洗净切块。酸菜洗净切条。香菜洗净切段。蒜去皮洗净，入油锅炸至金黄。将所有原料放入煲中，加高汤煲至入味，放入剩余调味料，撒香菜段即可。

【用法】佐餐食用。

【功效】清虚热，养心阴。适用于失眠患者。

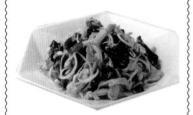

黄豆芽木耳炒肉

【原料】黄豆芽 100 克，猪瘦肉 200 克，水发木耳 40 克，蒜末、葱段各少许，盐、水淀粉、料酒、蚝油、植物食用油适量。

【制作】洗好的木耳撕成小块，猪瘦肉切片，加盐、水淀粉拌匀，腌渍一会儿。黄豆芽和木耳分别焯熟。用油起锅，倒入肉片，翻炒至变色。放入蒜末、葱段，翻炒出香味。倒入木耳和黄豆芽，调入料酒、盐、蚝油，炒匀。倒入水淀粉快速炒匀。

【用法】佐餐食用。

【功效】补气通便，滋阴催眠。适用于失眠患者。

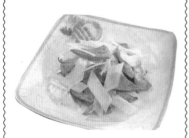

大葱炒猪肝

【原料】大葱 100 克，猪肝 100 克，料酒、姜丝、盐、生粉、油各适量。

【制作】把猪肝洗净切薄片倒入开水烫一下，大葱切片。将猪肝捞出去水后放入料酒、姜丝、盐、生粉调匀。上油锅，将大葱在油锅里炒一下捞起。油锅烧热后倒入猪肝翻炒，再放少量水下，待快好时再倒入炒一下，加盐调味，然后装盘。

【用法】佐餐食用。

【功效】助血行气，益胃助肾。适用于失眠患者。

西兰花拌红豆

【原料】洋葱 60 克，红豆 50 克，西兰花 100 克，橄榄油 3 克，柠檬汁少许。

【制作】洋葱剥皮，洗净切丁。红豆泡水备用。西兰花洗净切小朵，放入沸水中焯烫至熟，捞起。红豆入沸水中煮熟，备用。橄榄油、柠檬汁调成酱汁。将洋葱、西兰花、红豆、酱汁混合拌匀即可。

【用法】佐餐食用。

【功效】消肿止泻，缓解失眠。适用于贫血、神经衰弱、失眠患者。

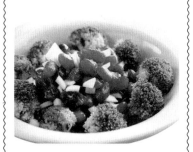

甘蔗木瓜炖银耳

【原料】水发银耳 150 克，无花果 40 克，水发莲子 80 克，甘蔗 200 克，木瓜 200 克，红糖 60 克。

【制作】洗净的银耳切去黄色的根部，再切小块。洗好去皮的甘蔗切段。木瓜切丁。锅中注水烧开，放入莲子、无花果、甘蔗、银耳，烧开后用小火炖 20 分钟，至食材熟软。放入木瓜，小火炖 10 分钟。放入红糖拌匀，煮至红糖溶化。关火后盛出煮好的汤料，装入汤碗中即可食用。

【用法】佐餐食用。

【功效】防治便秘，缓解失眠。适用于便秘、失眠、缺铁性贫血患者。

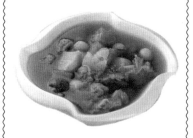

麦芽淮山煲牛肚

【原料】麦芽 20 克，淮山 45 克，牛肉 200 克，牛肚 200 克，盐 2 克，料酒适量。

【制作】处理干净的牛肚切片，牛肉切片，分别入水焯 3 分钟。锅中注水烧开，放入麦芽、淮山、料酒、牛肚、牛肉，烧开后用小火炖 2 小时，至食材熟烂。放盐拌匀，略煮片刻，至食材入味。关火后把煮好的汤料盛出，装入碗中即可食用。

【用法】佐餐食用。

【功效】补益脾胃，改善失眠。适用于气血不足、营养不良、脾胃薄弱、失眠患者。

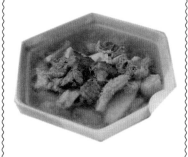

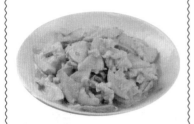

西葫芦炒蛋

【原料】鸡蛋2个，西葫芦120克，葱花少许，盐、植物食用油适量。

【制作】西葫芦去皮切片，焯水后捞出备用。鸡蛋打入碗中，加少许盐调匀。油锅烧热，倒入蛋液快炒至蛋熟，倒入西葫芦翻炒，加盐调味。撒上葱花即可。

【用法】佐餐食用。

【功效】润肺止咳，清热利尿。适用于失眠患者。

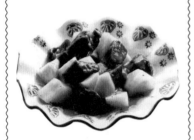

土豆烧牛肉

【原料】土豆150克，牛肉100克，豆豉10克，酱油5克，玉米油15克。

【制作】选未发芽、皮色不青绿的土豆洗净、去皮，切成菱形块，牛肉洗净后切成小块。锅中下玉米油烧热，下牛肉块炒，再下豆豉，炒匀后放入土豆块、酱油炒匀，注入骨头汤100毫升，加盖焖煮至牛肉、土豆烂熟即成。

【用法】佐餐食用。

【功效】补益气血，除烦安神。适用于失眠患者。

红豆山药盒

【原料】面包糠400克，山药350克，豆沙70克，鸡蛋1个，面粉适量，生粉30克，植物食用油适量。

【制作】鸡蛋取蛋黄，拌匀，撒少许面粉制成蛋糊。山药切薄片，入热水，煮约半分钟，至其断生后捞出。案板撒上面粉，放部分沥干的山药片。均匀地撒上生粉，将豆沙放在山药片上。再盖上余下的山药片，压平。逐一裹面粉，制成山药盒，滚蛋糊、面包糠，即成红豆山药盒生坯。热锅注油烧至四成热，放入山药盒生坯，炸约1分30秒至食材熟透、焦脆。

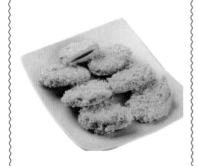

【用法】佐餐食用。

【功效】益气镇惊，安神定志。适用于多梦易醒、失眠患者。

口蘑烧西兰花

【原料】西兰花 300 克，口蘑 150 克，蒜 3 克，盐 3 克，植物食用油适量。

【制作】西兰花洗净，掰成小朵。口蘑洗净，切片。蒜去皮洗净，切末。锅入水烧开，放入西兰花焯烫片刻，捞出沥干备用。锅下油烧热，放蒜爆香后入西兰花、口蘑滑炒片刻，加盐炒匀，加适量清水烧熟后装盘即可。

【用法】佐餐食用。

【功效】提高免疫力，清心安神。适用于失眠患者。

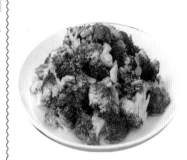

胡萝卜炒木耳

【原料】胡萝卜 100 克，水发木耳 70 克，葱段、蒜末各少许，盐 3 克，蚝油 10 克，料酒 5 毫升，水淀粉 7 毫升，植物食用油适量。

【制作】木耳撕成小块，胡萝卜切片，分别焯至断生。用油起锅，放入蒜末，爆香。倒入木耳和胡萝卜，炒匀。淋入料酒、蚝油，翻炒至食材八成熟。加盐炒匀调味。倒入水淀粉勾芡。撒上葱段，用中火翻炒至食材熟透、入味。关火后盛出即成。

【用法】佐餐食用。

【功效】消除烦躁，安定情绪。适用于失眠患者。

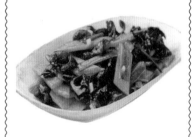

金针菜炒腰子

【原料】猪腰子 2 只，金针菜 200 克，葱、姜、料酒、盐、湿淀粉等适量。

【制作】猪腰子剖开，剔除筋膜等，洗净，切丝，清水中浸泡数次后捞出，沥干。金针菜洗净，摘去缔结，切段。起油锅放入葱姜炝香，下入金针菜略炒。下入猪腰子丝、料酒、汤炒开，下入盐炒熟，用湿淀粉勾芡，装盘即成。

【用法】佐餐食用。

【功效】益气补虚，安神助眠。适用于失眠患者。

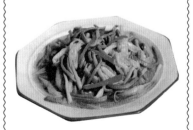

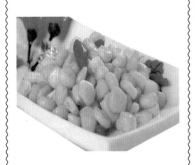

枸杞炒玉米

【原料】甜玉米粒 300 克，枸杞 100 克，盐、水淀粉、植物食用油各适量。

【制作】甜玉米粒和枸杞分别洗净，用开水焯一下，沥干备用。炒锅加油烧热，倒入甜玉米粒、枸杞、盐一起翻炒，用水淀粉勾芡即可。

【用法】佐餐食用。

【功效】滋补肝肾，缓解疲劳。适用于因肝肾虚弱引起的失眠患者。

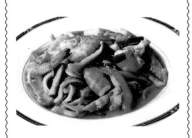

蘑菇虾块

【原料】蘑菇 250 克，大虾 100 克，香油、蒜末、糖各 15 克，酱油、醋、姜粉、盐各适量。

【制作】将蘑菇洗净切成条，鲜虾切段。净锅上火，注水将蘑菇、鲜虾氽水，另起净锅上火注少许油，爆香蒜泥，下主料、辅料加鲜汤，调好味炒透，洒香油即可。

【用法】每顿食成品 150 克左右。1 周食 2~3 次，连用 1~3 周。

【功效】益气助阳，补髓养心。适用于失眠患者。

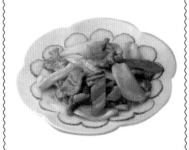

菠萝蜜炒鸭片

【原料】鸭肉 270 克，菠萝蜜 120 克，彩椒 50 克，姜片、蒜末、葱段各少许，糖 2 克，番茄酱 5 克，料酒 10 毫升，水淀粉 3 毫升，盐、植物食用油各适量。

【制作】鸭肉切片，放盐、水淀粉、植物食用油，腌渍 10 分钟，滑油至变色后捞出备用。彩椒切片，菠萝蜜切片。锅底留油，倒入姜片、蒜末、葱段、彩椒、菠萝蜜、鸭肉、料酒、盐、糖、番茄酱翻炒均匀，至食材入味。关火后盛出即可食用。

【用法】佐餐食用。

【功效】改善焦虑，缓解失眠。适用于失眠患者。

清炒西葫芦

【原料】西葫芦 500 克，蒜 5 克，盐 4 克，香油、植物食用油各适量。

【制作】西葫芦洗净，切成丝。蒜去皮，剁成末状。锅上火，加油烧热，下入蒜末爆香。放西葫芦丝炒至断生，加盐、香油炒匀，起锅装盘即成。

【用法】佐餐食用。

【功效】除烦止渴，清热利尿。适用于失眠患者。

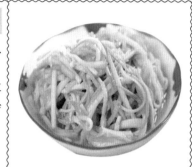

肉皮烩海参丝

【原料】水发海参 200 克，猪精肉 50 克，笋 50 克，水发肉皮 150 克，植物食用油 25 克，料酒 10 克，葱段、姜片、湿淀粉、盐各适量。

【制作】海参洗净切成细丝，入沸水中烫一下捞出放入清水中。猪肉、笋、水发肉皮切成细丝，肉皮用开水泡一下，加少量碱洗去油味，皆用清水漂净。锅烧热放油 25 克，投入葱、姜爆出香味，加料酒、鲜汤 25 克，煮沸。捞出葱、姜，放入海参丝、肉丝、肉皮丝、笋丝再加盐煮沸，去浮沫，用湿淀粉勾芡。

【用法】佐餐食用。

【功效】补肾益精，养血安神。适用于失眠、青壮年神经衰弱患者。

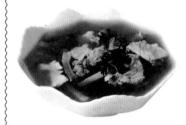

夜交藤乌鸡煲

【原料】乌鸡块 400 克，夜交藤 20 克，姜片、葱花各少许，盐 3 克，料酒 8 毫升。

【制作】取隔渣袋，放入夜交藤，系紧袋口，制成药材包待用，乌鸡块入水焯 3 分钟。砂锅注水烧开，放入药材包。倒入乌鸡块、姜片，淋入料酒。煮沸后用小火煲煮 40 分钟，至食材熟透。加盐拌匀。转中火续煮片刻，至汤汁入味。关火后盛入碗中，撒上葱花。

【用法】佐餐食用。

【功效】安神助眠。适用于失眠患者。

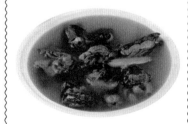

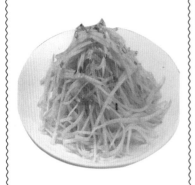

清炒红薯丝

【原料】红薯 200 克，葱花 3 克，盐 3 克，植物食用油适量。

【制作】红薯去皮洗净，切丝备用。锅下油烧热，放入红薯丝炒至八成熟，加盐炒匀，待熟装盘，撒上葱花即可食用。

【用法】佐餐食用。

【功效】健脾胃，强肾阴。适用于便秘、失眠患者。

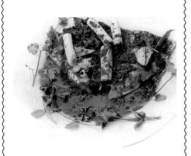

葱姜烩鱼

【原料】鲢鱼头半个，葱 5 根，姜 5 片，料酒、淀粉、糖、盐、胡椒粉适量。

【制作】鱼头洗净，剁粗大块，加入料酒 1 大匙、淀粉 4 大匙拌匀，用 5 大匙油将鱼头略煎后盛出。葱切小段，姜片切小片，用 2 大匙油爆香，放入鱼头及料酒半大匙，盐 1/4 茶匙，胡椒粉少许，清水半杯，略炒后，改小火焖入味。汤汁稍收干，呈黏稠状时即可盛出。

【用法】佐餐食用。

【功效】滋补肝肾。适用于失眠患者。

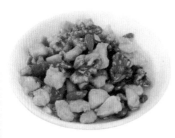

核桃枸杞肉丁

【原料】核桃仁 40 克，瘦肉丁 120 克，枸杞 5 克，姜片、蒜末、葱段各少许，盐少许，食粉 2 克，料酒 4 毫升，水淀粉、植物食用油各少许。

【制作】瘦肉丁放入盐、水淀粉、植物食用油，腌渍 10 分钟至入味。锅中注水烧开，加入食粉、核桃仁，焯煮，捞出，放入装有凉水的碗中。油烧热，倒入核桃仁，炸出香味。锅留底油，放入姜片、蒜末、葱段、瘦肉丁翻炒出肉香味，加入料酒、盐、核桃仁，拌炒匀，装盘即成。

【用法】佐餐食用。

【功效】滋补肝肾，益精明目。适用于失眠患者。

麦芽山药煲牛肚

【原料】牛肉 150 克，牛肚 100 克，山药、麦芽各适量，盐少许。

【制作】牛肉、牛肚分别洗净，切块。山药、麦芽均洗净。将牛肉、牛肚分别放入沸水中氽烫，捞出后用凉水冲干净。净锅上火倒入水，下入牛肉、牛肚、山药、麦芽煲至熟，加盐调味即可。

【用法】佐餐食用。

【功效】改善失眠，补益脾胃。适用于气血不足、营养不良、失眠患者。

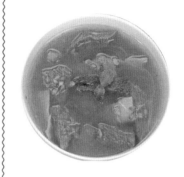

果汁牛腩

【原料】牛腩 600 克，胡萝卜 1 根，马铃薯 2 个，苹果 1 个，柳丁 3 个，番茄 1 个，姜 2 片，香菜 2 棵，料酒、盐、水淀粉适量。

【制作】牛腩切片，氽烫除血水后，冲净，另用料酒 1 大匙及清水炖煮，并加入去皮、切丁的胡萝卜、马铃薯、苹果、柳丁及姜片同烧。中途不时翻搅，直到牛腩软烂，加入去皮、切丁、去籽的番茄同烧，待所有水果软化时加盐调味。淋少许淀粉勾薄芡，使汤汁微呈黏稠状，即可关火盛出，撒少许香菜末食用。

【用法】佐餐食用。

【功效】强筋健骨，增强免疫力。适用于失眠患者。

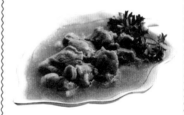

魔芋烧鸭

【原料】鸭肉（净肉）100 克，魔芋 250 克，山茶油 20 克，调料适量。

【制作】将魔芋放锅中加水煮透，切成条块。鸭肉洗净，砍成块。将锅中油烧热，加花椒数粒，炒出香味去花椒，倒入鸭块煸炒，加料酒、酱油各 5 克，葱、姜、蒜、豆瓣及骨头汤，煮至鸭肉七分熟时去葱、姜，加魔芋烧至鸭肉熟烂即成。

【用法】佐餐食用。

【功效】养心镇静，安神助眠，减肥。适用于肥胖高血压患者引起失眠的患者。

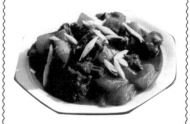

蘑菇炒鸡蛋

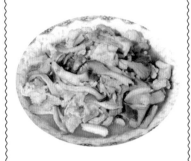

【原料】鲜蘑菇 100 克，鸡蛋 5 个，盐、料酒、花生油、香油各适量。

【制作】鲜蘑菇洗净沸水中焯透捞出，切片。鸡蛋磕入碗内，加料酒及盐搅打均匀。锅中加花生油烧至六成熟，倒入鸡蛋，炒至半熟时，放入蘑菇，加盐、香油、翻炒至熟装盘。

【用法】每日 1 次，连用 2 周。

【功效】益气补虚，养心安神。适用于失眠致的气血不足患者。

浇汁莲藕

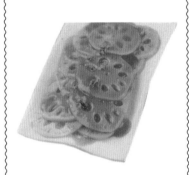

【原料】莲藕 120 克，葱花少许，盐 2 克，糖 5 克，番茄酱 25 克，醋 10 毫升，植物食用油、水淀粉各适量。

【制作】锅中注水烧开，淋上少许醋，放入藕片，煮 1 分钟至断生。用油起锅，注入适量水，撒上糖、盐、番茄酱，煮至糖溶化。倒入水淀粉，制成稠汁，下入藕片，翻炒至入味，趁热撒上葱花即成。

【用法】佐餐食用。

【功效】缓解压力，润肠通便。适用于便秘、失眠患者。

当归炖猪心

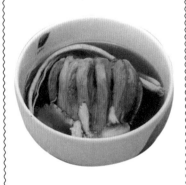

【原料】鲜猪心 1 个，党参 20 克，当归 15 克，葱、姜、盐、料酒各适量。

【制作】猪心处理干净，切开。党参、当归洗净，一起放入猪心内，用竹签固定。在猪心上撒上葱、姜、料酒，再将猪心放入锅中，隔水炖熟。去除药渣，加盐调味即可。

【用法】佐餐食用。

【功效】营养血液，养心安神。适用于心虚多汗、失眠患者。

珍珠丸子

【原料】猪肉 250 克，糯米 100 克，鸡蛋 2 个，葱末、糖各 5 克，姜末 4 克，酱油、盐、料酒、湿淀粉各适量。

【制作】将猪肉洗净，剁成泥，放入碗内，加葱姜末、料酒等调料，磕入鸡蛋，放入湿淀粉，搅拌均匀，成为馅料。糯米淘洗干净，再用滚开的水冲洗一下，沥干放在盒内。将肉馅做成直径约 2.5 厘米大小的丸子，放在糯米盆内来回滚动，使每个丸子粘匀一层米粒，然后把剩余的糯米加盐拌匀，放在碗底，上面铺上肉丸加盖，上屉蒸 30~40 分钟即可。

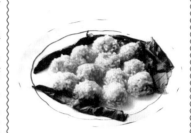

【用法】佐餐食用。

【功效】养胃健脾，安神助眠。适用于体虚多梦、失眠患者。

上汤茼蒿蚝仔

【原料】茼蒿 150 克，生蚝肉 100 克，高汤 500 毫升，大蒜、枸杞、葱段各少许，盐 2 克，料酒 4 毫升，植物食用油适量。

【制作】大蒜切片，茼蒿和生蚝肉洗净，焯熟。用油起锅，放入蒜片爆香，加葱段、生蚝肉，翻炒均匀。加料酒、高汤、枸杞、盐，搅匀调味。用中火煮至食材入味，关火后待用。取一个干净的汤碗，放入焯熟的茼蒿，盛出上汤，装在汤碗中即成。

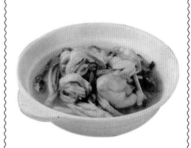

【用法】佐餐食用。

【功效】宽中理气，缓解失眠。适用于失眠患者。

炒青菜蘑菇

【原料】青菜 200 克，蘑菇 20 克，食油 10 克，盐适量。

【制作】青菜洗净切段。蘑菇洗净撕条切段。锅中放油烧热，放入青菜，蘑菇炒至九成熟时，放盐炒匀即可。

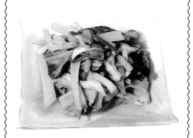

【用法】配主食食用，每周 3 次。

【功效】益气，化痰，补脾。适用于神经衰弱、失眠患者。

豆腐蒸黄花鱼

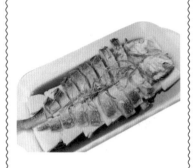

【原料】黄花鱼 800 克，豆腐 300 克，盐 4 克，料酒适量，干椒圈、葱丝各 3 克，生抽、葱油各适量。

【制作】黄花鱼洗净切块，加入盐、料酒抓匀。豆腐洗净，切大块。将黄花鱼放在豆腐上，撒上葱丝、干椒圈，入蒸笼蒸 5 分钟。取出蒸好的鱼，浇上生抽，再淋上烧至八成热的葱油即可。

【用法】佐餐食用。

【功效】生津润燥，通利五脏。适用于因天气烦热或心理因素（如焦虑、心神不宁）所引起的失眠患者。

炒芙蓉蟹

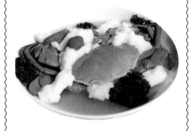

【原料】海蟹 2 只，洋葱半个，鸡蛋 2 个，葱 2 根，料酒、酱油、番茄酱、糖、盐、面粉适量。

【制作】海蟹洗净，剁块，在肉面处沾少许面粉，用油煎略黄时盛出。洋葱切丁，用 2 大匙油炒香，再将蟹回锅同炒，加入所有调味料焖入味。鸡蛋打散，淋入蟹块内炒匀，汤汁微收干时撒下葱花即可盛出。

【用法】佐餐食用。

【功效】补肝利脾。适用于失眠患者。

素炒茼蒿

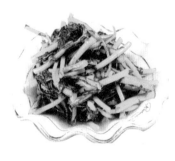

【原料】茼蒿 500 克，蒜蓉 10 克，盐 3 克，植物食用油适量。

【制作】茼蒿摘去老梗，洗净切段。油锅烧热，放入蒜蓉爆香，倒入茼蒿快速翻炒至熟。调入盐调味，出锅装盘即可食用。

【用法】佐餐食用。

【功效】养心安神，降压补脑。适用于失眠患者。

茯神胖头鱼

【原料】胖头鱼 1000 克，茯神粉 20 克，淀粉 5 克，盐、葱末、姜末、料酒各适量，笋片少许。

【制作】将胖头鱼剖杀洗净，剔下鱼肉，切下鱼头备用。将鱼头放入砂锅内，加清水没过鱼头缓缓加热，水沸时调加盐、茯神粉、笋片、葱末、姜末，待鱼头煨炖熟透用湿淀粉勾芡即可。

【用法】午餐、晚餐佐餐食用。

【功效】健脑增智，补虚安神。适用于失眠多梦、心悸健忘、气短乏力患者。

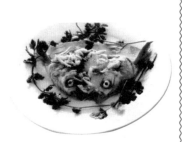

糖醋菠萝藕丁

【原料】莲藕 100 克，菠萝肉 150 克，豌豆 30 克，枸杞、蒜末、葱花各少许，盐 2 克，糖 6 克，番茄酱 25 克，醋、植物食用油适量。

【制作】菠萝肉和莲藕切丁，豌豆洗净，分别焯熟。用油起锅，倒蒜末爆香。倒焯过水的食材，翻炒均匀。加糖、醋、番茄酱，翻炒，加枸杞、葱花翻炒，至炒出葱香味。将炒好的食材盛出，装入盘中即可食用。

【用法】佐餐食用。

【功效】健脾开胃，改善失眠。适用于失眠患者。

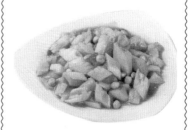

牛肉芹菜

【原料】芹菜 400 克，熟牛肉 100 克，糖、盐、胡椒粉、辣椒油各适量。

【制作】将芹菜洗净，放至沸水锅中烫至翠绿，捞出沥去水分，切成 3 厘米长的段，放入容器中。熟牛肉切成 3 厘米长的丝放在芹菜中，放入盐、糖拌匀，撒上胡椒粉，淋入辣椒油拌匀即成。

【用法】佐餐食用。

【功效】益气血，补脾胃，镇静。适用于失眠患者。

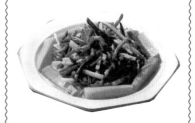

茶树菇炖老鸡

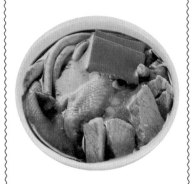

【原料】老鸡肉适量，猪瘦肉100克，胡萝卜、茶树菇、酸枣仁各20克，盐、胡椒粉、姜片适量。

【制作】鸡肉洗净，氽去血水。茶树菇泡发洗净。猪瘦肉洗净切块。胡萝卜洗净切丝。放入适量清水，加入鸡肉、茶树菇、猪瘦肉、姜片、胡萝卜、酸枣仁，大火炖至老鸡熟烂入味，调入胡椒粉、盐，搅拌均匀即可。

【用法】佐餐食用。

【功效】温中补脾，益气养血。适用于失眠患者。

山楂玉米粒

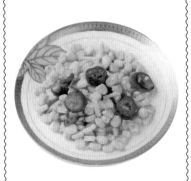

【原料】鲜玉米粒100克，水发山楂20克，姜片、葱段、盐少许，水淀粉、植物食用油各适量。

【制作】锅中注水烧开，加入盐、玉米粒焯1分钟。放入泡发洗好的山楂，焯片刻，捞出备用。另起锅加油，烧热，下入姜片、葱段、玉米粒和山楂，快速炒匀。加入盐炒匀调味，倒入适量水淀粉，快速拌炒至锅中食材入味。关火，盛出炒好的菜肴即成。

【用法】佐餐食用。

【功效】清肝泻火，镇心安神。适用于急躁易怒、失眠患者。

干烧海鱼头

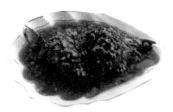

【原料】海鱼头半个，肉馅75克，青蒜1根，姜蒜末、辣豆瓣、糖、醋、胡椒粉、水淀粉适量。

【制作】海鱼头洗净，对半剖开，擦干水分，用油两面煎上色后盛出。用油炒姜葱末和肉馅，再加入所有调味料烧开，放入鱼头，改小火烧20分钟。待烧入味并汤汁收干时，撒下青蒜丝即可盛出。

【用法】佐餐食用。

【功效】补养心脾，益肾安神。适用于失眠患者。

香煎牛小排

【原料】牛小排 3 片,香菜 1 棵,料酒、姜片、洋葱、酱油、蚝油、番茄酱、小苏打等适量。

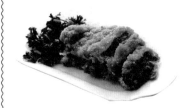

【制作】牛小排解冻后洗净,从骨头中间切开,每片切成三等份小块,加入料酒、酱油、小苏打、姜片、洋葱 1/4 个,腌 20 分钟。用平底锅将牛小排煎上色盛出。用干净锅炒牛排酱 2 大匙,蚝油半大匙,番茄酱、辣椒油,糖,清水适量,再放入牛小排烧入味,汤汁收干即盛出,放入洗净切段的香菜即成。

【用法】佐餐食用。

【功效】补肝肾,益精血。适用于失眠患者。

双色蛤蜊

【原料】山药 30 克,胡萝卜 30 克,蛤蜊 25 克,肉苁蓉 3 克,当归 2 克,芹菜末 10 克,淀粉 5 克。

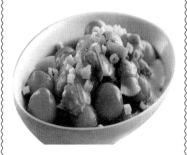

【制作】胡萝卜、山药入锅煮熟。淀粉加水拌匀。蛤蜊洗净,入蒸笼蒸熟。药材入锅煎汁,留汁备用。胡萝卜、山药、蛤蜊肉汁入锅,加水焖煮 3 分钟,加入淀粉勾芡,放入蛤蜊肉及芹菜末、中药汁即可。

【用法】佐餐食用。

【功效】滋养强壮,补血活血。适用于失眠患者。

菠萝苦瓜

【原料】苦瓜 250 克,菠萝 300 克,圣女果 50 克,盐、糖各适量。

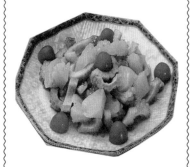

【制作】苦瓜洗净,剖开去瓤,切条。菠萝去皮洗净,切块。圣女果洗净对切。将苦瓜放入开水中稍烫,捞出,沥干水分,加盐腌渍。将备好的原材料放入容器中,加糖搅拌均匀,装盘即可。

【用法】佐餐食用。

【功效】降压降糖,清热醒神。适用于失眠患者。

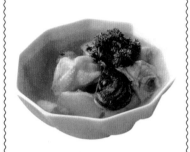

灵芝鸭子

【原料】鸭子1只（约1500克），灵芝15克，生姜15克，葱段10克，料酒25克，胡椒粉、盐适量。

【制作】宰鸭，去内脏、剁脚爪，洗净，入沸水锅内，汆去血水，再洗净剁块。生姜拍碎，葱切段。鸭肉放入蒸碗内，放入灵芝（洗净）、生姜、葱段、料酒、盐、胡椒粉，入水适量，用湿棉纸封碗口，大火上笼蒸3小时，调味即成。

【用法】隔日一剂，连吃1周以上。

【功效】滋阴补肾，养心安神。适用于失眠患者。

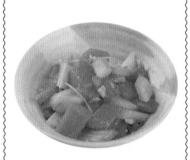

西芹炒南瓜

【原料】南瓜200克，西芹60克，蒜、姜丝各少许，盐2克，水淀粉适量。

【制作】西芹去皮切块，入沸水中煮至断生，捞出沥干。南瓜去籽切片，入沸水中煮至五成熟，捞出沥干。锅放油烧热，放蒜末、姜丝爆香，倒南瓜和西芹翻炒，加盐炒匀，用水淀粉勾芡。

【用法】佐餐食用。

【功效】滋阴清热，养心安神。适用于失眠患者。

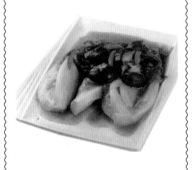

香菇扒生菜

【原料】生菜400克，香菇70克，彩椒50克，姜片、蒜末各少许，盐、蚝油、老抽、生抽、水淀粉、植物食用油适量。

【制作】将洗净的生菜切开，香菇切块，分别焯1分钟。彩椒切粗丝。用油起锅，倒适量水，放香菇。加盐、蚝油、生抽炒匀，略煮至汤汁沸腾，加老抽，炒匀上色。倒水淀粉，快速翻炒至汤汁收浓，关火待用。将生菜摆入盘中，盛出锅中的食材，撒上彩椒丝即成。

【用法】佐餐食用。

【功效】镇痛，催眠。适用于失眠、神经衰弱患者。

茭白炒鸡蛋

【原料】净茭白 150 克，鸡蛋 150 克，猪油 50 克，盐 6 克，葱花 5 克。

【制作】将茭白切成丝。鸡蛋打入碗内，加入盐调匀。将炒锅放在旺火上，加入猪油，待油热时放入茭白丝煸炒几下，放入盐，稍加汤汁，待汤汁干，盛入碗内。把炒锅放在旺火上，倒入猪油，待油烧热时，把鸡蛋倒入锅内，放入炒过的茭白，一同炒拌。待炒熟时，再淋上熟猪油，继续翻炒数下，茭白丝和鸡蛋松碎即成。

【用法】佐餐食用。

【功效】清热通便，除烦解酒。适用于失眠患者。

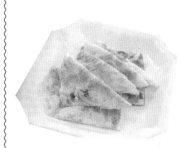

荔枝鱿鱼片

【原料】鱿鱼 1 条，荔枝 300 克，香菇 50 克，姜片 3 克，葱段 5 克，盐 5 克。

【制作】鱿鱼去皮和内脏。香菇泡发，荔枝剥壳，鱿鱼切片备用。香菇洗净，切片。锅中放油，爆香姜片、葱段，下入鱿鱼片、香菇片炒熟，再放荔枝及其他调味料炒匀即可。

【用法】佐餐食用。

【功效】调治失眠，补心安神。适用于抑郁、失眠患者。

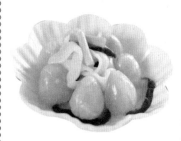

炝炒生菜

【原料】生菜 200 克，盐 2 克，植物食用油适量。

【制作】将洗净的生菜切成瓣。锅中注油，烧热。放入切好的生菜，快速翻炒至熟软。加入盐炒匀调味。将炒好的生菜盛出，装入盘中即可食用。

【用法】佐餐食用。

【功效】预防便秘，缓解失眠。适用于失眠患者。

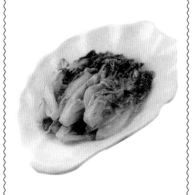

清炖甲鱼

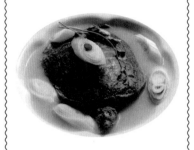

【原料】甲鱼1只，料酒10克，姜末3克，葱白3根，香油5克，盐适量。

【制作】将甲鱼宰杀放血，用开水烫一下，剥去皮衣，清水洗净，剖腹去内脏，再用开水烫过。甲鱼置砂锅中，加入料酒、葱、姜，加水1000毫升，煮沸，改小火煮至汤呈乳白色。加入盐、香油即成。

【用法】每周一剂，可午、晚佐餐食用，分次吃完，连吃半年以上。

【功效】滋补心肾，降火安神。适用于失眠患者。

拔丝莲子

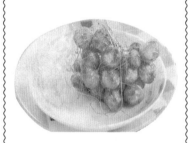

【原料】水发莲子200克，植物食用油50克，糖50克，面粉、干淀粉各适量。

【制作】将水发莲子洗净，扑上面粉和干淀粉。炒勺放油烧至五六成热，将莲子入锅炸至金黄色，捞出控油。锅中放糖，加温水，烧开熬至浅黄色，加莲子，颠翻几下，使莲子裹匀糖汁，装盘即可。

【用法】上桌时随盘带一碗凉水，蘸食。

【功效】清心泻火，强心安神。适用于失眠患者。

鲜烧鲑鱼头

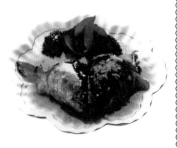

【原料】小型鲑鱼头1个（大马哈鱼头1个），胡萝卜半根，香菇5个，牛蒡半根，青蒜丝少许，料酒、酱油各1大匙，盐、糖、胡椒粉适量。

【制作】鲑鱼头对半剖开洗净，沥干水分，用油两面略煎后盛出。平底锅内先铺下去皮、切块的胡萝卜，泡软的香菇和削皮切斜段的牛蒡，放入鱼头。加入所有调味料烧开，改小火烧至汤汁微收干时盛出，撒下青蒜丝即成。

【用法】佐餐食用。

【功效】养血补虚，壮阳补肾。适用于失眠患者。

桂圆鸡

【原料】桂圆肉 250 克，肥仔鸡 1 只，料酒、白酱油、盐各适量。

【制作】将桂圆肉洗净，鸡宰杀后去毛，破腹去杂，剁去鸡爪，放入沸水中略烫后捞出，再用清水冲洗干净。将砂锅放火上，加入清水、仔鸡、料酒，煮至八成熟时再加入桂圆肉、白酱油、盐，用小火炖约 30 分钟即成。

【用法】佐餐食用。

【功效】补心脾，益气血，安心肾。适用于气血虚弱、失眠患者。

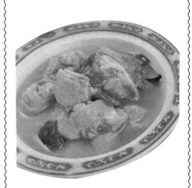

鲜炒鱼片

【原料】石斑鱼肉 300 克，豌豆荚 10 片，红椒 4 个，黄椒 1 个，鸡蛋清半个，料酒 1 大匙，香油、盐、胡椒粉、淀粉适量。

【制作】鱼肉切片，拌入鸡蛋清半个，盐、胡椒粉、淀粉腌 10 分钟。红椒、黄椒洗净，去籽，切小块。豌豆荚撕除老筋，洗净备用。将石斑鱼片过油，捞出，另用油炒红、黄椒片，接着放入豌豆荚同炒。将料酒 1 大匙，盐、水淀粉适量，香油少许，清水调匀，淋入锅内，再放鱼片一同炒匀，即可盛出。

【用法】佐餐食用。

【功效】益气和中，强智镇静。适用于失眠患者。

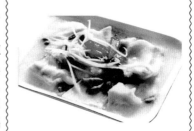

西芹腰果鸡丁

【原料】鸡肉 150 克，西芹 350 克，胡萝卜丁、腰果各适量，姜片、蒜片、葱段各 5 克，盐 3 克，水淀粉、植物食用油各适量。

【制作】西芹洗净切段。鸡肉洗净切丁。腰果炸好。西芹、胡萝卜丁过水至熟。鸡丁过油。锅入油烧热，将姜片、蒜片、葱段爆香，入西芹、胡萝卜丁、鸡丁炒熟，加盐，用水淀粉勾芡，装盘，撒腰果即可。

【用法】佐餐食用。

【功效】温中补脾，益气养血。适用于失眠患者。

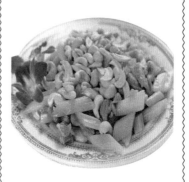

熏鱼

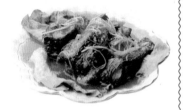

【原料】草鱼中段 1200 克，葱 2 根，姜 2 片，生菜 3 片，番茄酱、糖、料酒、酱油、醋、盐、五香粉、姜末适量。

【制作】草鱼洗净，先剖开两半，再斜切成瓦块状，用酱油、料酒、五香粉少许及葱、姜腌制 20 分钟。油半锅烧热，放入鱼块炸至酥黄时捞出。将炸油倒去，另用油烧匀番茄酱、酱油、糖、醋、五香粉、糖、姜末等，再放入鱼块小火拌匀，待汤汁收干时关火，放在垫有生菜叶的盘内即可。

【用法】佐餐食用。

【功效】滋补肝肾，健脑安神。适用于失眠患者。

八宝莲子

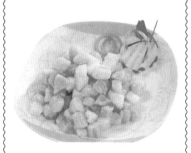

【原料】莲子 50 克，银杏、板栗、苹果、香蕉、橘子、蜜枣各 25 克，糖、湿淀粉各适量。

【制作】将银杏、板栗、香蕉、苹果、橘子、蜜枣切成同莲子大小相仿的丁，锅中盛清水，放入上述原料及糖烧沸后用湿淀粉勾芡拌炒匀即可食用。

【用法】佐餐食用。

【功效】调补五脏，保健强身。适用于气血不足、失眠患者。

胡萝卜菜花炒鱼片

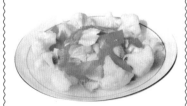

【原料】青鱼 75 克，胡萝卜 50 克，菜花 50 克，植物食用油 10 克，盐、调料各适量。

【制作】将青鱼切片、胡萝卜切成小片、菜花切小丁。炒锅放油烧热，放入菜花、胡萝卜至七成熟时，加入少量开水并放入鱼片，加盐、调料炒熟即可。

【用法】佐餐食用。

【功效】健脾和胃，养肝补肾。适用于神经衰弱、失眠患者。

嫩鸡蒸桂圆肉

【原料】小母鸡块，桂圆肉 7~10 枚，水适量。

【制作】小母鸡块、桂圆肉一同放入屉中，锅中加适量水，大火开锅后文火蒸熟即可。

【用法】佐餐食用。

【功效】养血益心，宁神定志。适用于心悸、健忘、失眠患者。

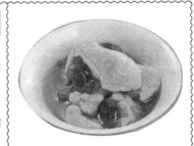

清蒸时鲜

【原料】鲜鱼 1 条（鲈鱼、黄鱼均可），葱 5 根，姜 2 片，鱼露 2 大匙，猪油、料酒、胡椒粉、香油、植物食用油适量。

【制作】鱼洗净，在鱼背肉厚处直划一长刀口，放在抹过油的整盘上，淋入料酒、鱼露、猪油，胡椒粉少许，另铺 2 根葱、2 片姜，放入蒸笼或电锅蒸 10 分钟。将另外 3 根葱切丝，放入冷水中浸泡，以去除辛辣味。鱼蒸好后取出，拣出葱、姜，另将泡过的葱丝捞出，沥干，铺在鱼身上，在炒锅内烧热 1 大匙香油和 1 大匙植物食用油，淋在葱丝上即成。

【用法】佐餐食用。

【功效】健脾益气。适用于体虚、用脑过度的神经衰弱、失眠患者。

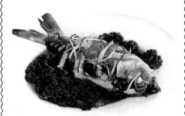

猪心炒包心菜

【原料】猪心 200 克，包心菜 200 克，彩椒 50 克，蒜片、姜片各少许，盐、蚝油、料酒、生抽、生粉、植物食用油各适量。

【制作】洗净的彩椒切丝，包心菜撕成小块。猪心切成片，加盐、料酒、生粉拌匀，腌渍 10 分钟，至其入味。包心菜和猪心分别入水焯下。用油起锅，放姜片、蒜片爆香。倒包心菜、猪心，翻炒均匀。加彩椒、蚝油、生抽、盐，炒匀调味，调制水淀粉倒入勾芡。

【用法】佐餐食用。

【功效】定惊安神，养心补血。适用于失眠多梦、精神分裂、癫痫、癔病患者。

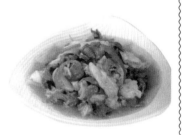

核桃龙眼鸡丁

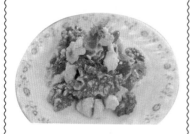

【原料】核桃肉 30 克,桂圆肉 10 克,嫩鸡肉 200 克,鸡蛋 1 只,香菜 50 克,姜、葱、胡椒粉、淀粉、糖、酱油、香油、盐各适量。

【制作】核桃肉入油锅炸熟,切成细粒。桂圆肉切细粒。鸡肉去皮切丁,用胡椒粉、糖、盐拌匀腌渍。香菜、姜、葱各切末。鸡蛋加淀粉调成汁。油放入炒锅中烧热,下姜、葱末炝锅,加入鸡丁,炒片刻,加酱油炒至将熟时,下核桃肉、桂圆肉拌炒至熟,再倒入鸡蛋汁炒至熟,最后撒香菜末,淋上香油炒匀即可。

【用法】佐餐食用。

【功效】补肾健脾,养心安神。适用于健忘、失眠患者。

古法蒸鱼

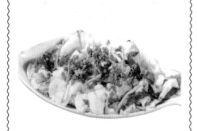

【原料】青鱼 1 条,黑木耳、黄花菜各 10 克,盐、胡椒粉、料酒、酱油、生抽、料酒、香油、葱花各适量。

【制作】青鱼收拾干净,用盐和料酒腌渍。黑木耳泡发后,洗净切条。葱洗净切花。黄花菜泡发洗净。把青鱼摆入盘中,铺上黑木耳和黄花菜,撒上葱花、胡椒粉,淋酱油、生抽、料酒、香油。大火蒸 15 分钟后取出,淋热油即成。

【用法】佐餐食用。

【功效】养肝明目,缓解失眠。适用于精神异常引起的失眠患者。

莲子百合煨瘦肉

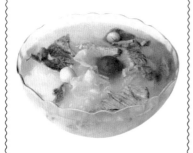

【原料】莲子、百合各 50 克,猪瘦肉 250 克,葱、姜、盐、料酒各适量。

【制作】莲子去心,把莲子、百合洗净。猪瘦肉洗净,切成长 3 厘米、厚 1.5 厘米的块备用。将三味同入锅,加水及调料,大火烧开,小火炖 1 小时,即成。

【用法】晚饭后 1 小时服食。

【功效】养身清心。适用于各类型的失眠患者。

木瓜鲈鱼汤

【原料】木瓜 450 克，鲈鱼 500 克，广火腿 100 克，姜 4 片，盐 5 克。

【制作】鲈鱼收拾干净，炒锅下油、姜片，将鲈鱼两面煎至金黄色。木瓜取肉切块。火腿切片。油锅烧热放姜片，下木瓜片爆炒 5 分钟。瓦锅加水煮沸，加入木瓜、鲈鱼和火腿片，武火煲滚后改用文火煲 100 分钟，加盐调味。

【用法】佐餐食用。

【功效】清心安神，补血补气。适用于神经衰弱、精神异常引起的失眠患者。

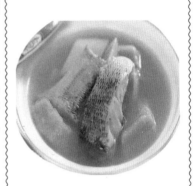

二冬生地炖龙骨

【原料】猪脊骨 250 克，天门冬、麦冬各 10 克，熟地、生地各 15 克，人参 5 克，盐各适量。

【制作】天门冬、麦冬、熟地、生地、人参均洗净。猪脊骨下入沸水中汆去血水，捞出沥干备用。把猪脊骨、天门冬、麦冬、熟地、生地、人参放入炖盅内，加适量开水，盖好盖子，隔滚水用小火炖约 3 小时，调入盐即可

【用法】佐餐食用。

【功效】抗疲劳，调失眠。适用于失眠患者。

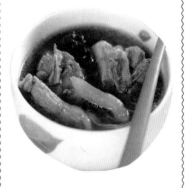

莲子炖乌鸡

【原料】莲子 20 克，白果 15 克，乌骨鸡 1 只（约 500 克），生姜、胡椒、葱、盐各适量。

【制作】将乌骨鸡去毛及内脏洗净，白果、莲子研粗末放入鸡腹内，加生姜、胡椒、葱、盐等调料和适量清水炖至烂熟即可食用。

【用法】每日喝 1 碗。

【功效】补肝肾，助睡眠。适用于失眠患者。

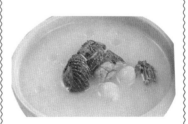

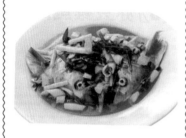

雪笋鱼头

【原料】鲢鱼头半个，雪里蕻110克，肉馅75克，冬笋1根，豆腐1块，葱2根，姜、辣椒、料酒、酱油、盐、胡椒粉适量。

【制作】鱼头洗净拭干，拌入料酒、酱油。雪里蕻切碎。冬笋切片。豆腐切块。用油先爆香葱、姜，再将鱼头两面煎黄后盛出，放砂锅内，并将豆腐煎黄一并放入。另用油炒肉馅和雪里蕻，加料酒、酱油、盐、胡椒粉、清水放入砂锅内，加笋片、辣椒，小火烧半小时即可。

【用法】佐餐食用。

【功效】滋阴补肾，解渴除烦。适用于失眠患者。

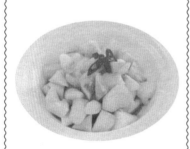

炝茭白

【原料】茭白500克，猪肉150克，鸡蛋半个，花生油、酱油、盐、料酒、水淀粉、葱末、姜末各适量。

【制作】猪肉切丝，用鸡蛋、水淀粉浆匀。茭白切成细丝。锅入油烧热，下肉丝。待肉丝炒散后，下入葱末、姜末、酱油、料酒炒拌均匀，放茭白丝、盐，炒拌均匀即成。

【用法】佐餐食用。

【功效】利尿祛水，清热通便。适用于便秘、失眠患者。

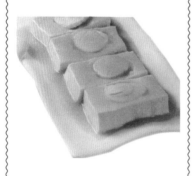

豆腐蒸鹌鹑蛋

【原料】豆腐200克，熟鹌鹑蛋45克，肉汤100毫升，盐少许，生抽4毫升，水淀粉、植物食用油各适量。

【制作】洗好的豆腐切成条形。熟鹌鹑蛋去皮，对半切开。把豆腐装入蒸盘，挖小孔，再放入鹌鹑蛋，备用。蒸锅上火烧开，放入蒸盘，用中火蒸熟，取出待用。用油起锅，倒入肉汤，淋入生抽，再加盐、水淀粉搅匀，制成调味汁，浇在豆腐上即成。

【用法】佐餐食用。

【功效】强身健脑，稳定情绪。适用于失眠患者。

手撕鸡

【原料】小柴鸡半只，葱 2 根，姜 2 片，酱油、料酒、蚝油、糖、胡椒粉适量。

【制作】鸡洗净，抹干水分，涂上酱油，放热油中炸上色捞出。用油爆香葱、姜，焦黄时捞出，加料酒、蚝油、糖、胡椒粉、清水烧开，放入柴鸡，改小火煮20 分钟，取出放凉。用手将鸡肉撕下，去皮、去骨后撕成条状，排入盘内，另将剩余的汤汁淋入少许即可。

【用法】佐餐食用，每周 2 次。

【功效】健脑安神。适用于身体虚弱之神经衰弱、失眠患者。

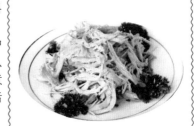

黑木耳翡翠鱼

【原料】黑木耳 10 克，鲜荸荠 100 克，鲜菠菜 500克，净鱼肉 150 克，玉米粉、猪油、玉米油、盐、糖、醋各适量，鸡蛋清 1 个。

【制作】荸荠切丁。鲜菠菜洗净，绞取出汁。净鱼肉切丁。取净鱼丁放碗中，拌玉米粉，加菠菜汁，打鸡蛋清一个拌匀。锅中放猪油、玉米油各 15 克，烧热后下拌鱼丁快炒，放盐少许，糖、醋适量，下荸荠、黑木耳炒匀即成。

【用法】佐餐食用，每日 1 次吃完。

【功效】滋阴补肾，健脑安神。适用于肝、肾功能不全，体虚有火之失眠患者。

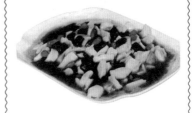

黄芪鲈鱼

【原料】鲈鱼 1 条，水发木耳 45 克，黄芪 15 克，姜片 25 克，葱花少许。盐、胡椒粉少许，料酒 10 毫升，植物食用油适量。

【制作】木耳撕块，鲈鱼处理干净，砂锅中注水，放入洗净的黄芪，烧开后用小火炖 15 分钟，至其析出有效成分。用油起锅，放姜片、鲈鱼，煎至金黄色。加料酒、适量水，倒入砂锅中的药汁，放木耳，小火煮 15 分钟。放盐、胡椒粉拌匀，略煮至食材入味，放葱花。

【用法】佐餐食用。

【功效】使人放松，改善睡眠。适用于失眠患者。

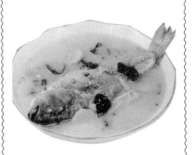

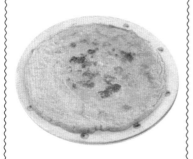

三七藕汁烘蛋

【原料】鸡蛋2个，鲜藕60克，田三七末3克，盐适量。

【制作】鲜藕洗净捣碎，榨取藕汁备用。鸡蛋打入碗中，加藕汁、三七末、盐、水拌匀，上烤箱烘熟即成。

【用法】佐餐食用。

【功效】开胃清热，滋补养性。适用于十二指肠溃疡、失眠患者。

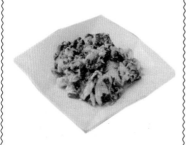

马齿苋炒鸡蛋

【原料】马齿苋100克，鸡蛋2个，葱花少许，盐2克，水淀粉5毫升，植物食用油。

【制作】洗净的马齿苋切成段，备用。鸡蛋打入碗中，放入葱花、盐、水淀粉，打散。锅中注油烧热，倒入切好的马齿苋，炒至熟软。倒入备好的蛋液翻炒至熟。关火后盛出食材，装入盘中即可食用。

【用法】佐餐食用。

【功效】清热解毒，消肿止痛。适用于失眠患者。

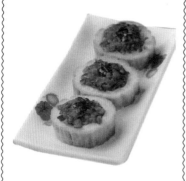

红枣酿苦瓜

【原料】苦瓜120克，红枣40克，香菜叶少许。

【制作】苦瓜切段，挖去瓤、籽。锅中注水烧开，放苦瓜，煮1分钟至其断生，捞出。红枣放入烧开的蒸锅中，蒸15分钟，取出。红枣切开，去枣核取枣肉，剁成泥。苦瓜装入盘中，塞入枣泥，放上洗净的香菜叶，放入烧开的蒸锅中，用大火蒸3分钟，至食材熟透。

【用法】佐餐食用。

【功效】疏肝解郁，养血柔肝。适用于多梦健忘、失眠患者。

煎牛肉丸子

【原料】牛肉末 250 克，水发木耳 50 克，鸡蛋 1 个，花生油 500 克，香油、高汤、葱、姜、酱油、料酒、湿淀粉适量。

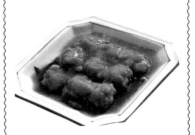

【制作】牛肉末放入碗内，加酱油、湿淀粉、姜末、鸡蛋、盐拌匀，挤成丸子入油盘内。木耳洗净，葱切段，姜切片。锅放油烧七成熟，下入葱、姜炝锅，加入酱油、料酒、高汤，再下丸子。烧开后小火煨 10 分钟左右，放木耳，用湿淀粉勾芡，炒匀，点香油即成。

【用法】佐餐食用。

【功效】健脑安神，强健筋骨。适用于身体虚弱的失眠患者。

芹菜拌银耳

【原料】芹菜 300 克，银耳 4 朵，盐、胡椒粉、香油适量。

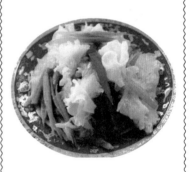

【制作】将银耳用温水泡开，去杂质，洗净。芹菜洗净切段，入开水汆一下，过凉沥水。银耳和芹菜一同放盐、胡椒粉、香油，拌匀装盘即可。

【用法】佐餐食用。

【功效】清热安神，补脑强心，消除疲劳。适用于失眠患者。

蛤蜊蒸蛋

【原料】鸡蛋 2 个，蛤蜊肉 90 克，姜丝、葱花各少许，盐、料酒、生抽、香油各适量。

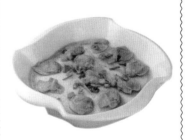

【制作】将焯过水的蛤蜊肉装入碗中，放入姜丝、料酒、生抽、香油。鸡蛋打入碗中，加盐、适量水，搅拌片刻。把蛋液倒入碗中，放入烧开的蒸锅中，小火蒸 10 分钟。在蒸熟的鸡蛋上放入蛤蜊肉，小火蒸 2 分钟。把蒸好的蛤蜊鸡蛋取出，淋入生抽，撒上葱花。

【用法】佐餐食用。

【功效】除烦安神，补脾和胃。适用于失眠患者。

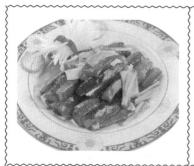

大葱烧海参

【原料】水发黄玉参、大葱各适量，高汤、盐、酱油、水淀粉少许。

【制作】发好的黄玉参用水焯一下，葱炸黄，加高汤少许，放入海参，下少许盐、酱油，勾芡即可。

【用法】佐餐食用。

【功效】改善睡眠，增强记忆力。适用于失眠患者。

酥炸虾条

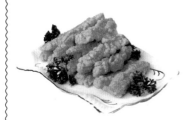

【原料】草虾375克，生菜2片，料酒、盐、番茄酱、面粉、猪油、泡打粉、淀粉、椒盐适量。

【制作】草虾去壳，抽净泥肠及腹部白筋后，用料酒半大匙、盐半大匙、胡椒粉少许腌10分钟。将面粉、清水、猪油、盐、泡打粉、淀粉拌匀，做成面糊，油半锅烧至八分热时，将每条虾沾一层面糊，入锅炸酥捞出。生菜洗净，擦干水分，垫在盘内，再将炸好的虾排入，附上椒盐或番茄酱以供蘸食。

【用法】佐餐食用。

【功效】滋阴养血，补心安神。适用于失眠患者。

香芹炖羊肉

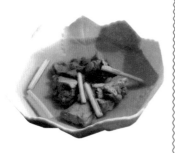

【原料】芹菜250克，羊腿肉300克，黄油、盐、胡椒粉各适量。

【制作】羊腿肉洗净，切成寸方块，放冷水中泡30分钟，捞出控净水。芹菜去叶、根，洗净切成4.5厘米长的段备用。锅内放清水烧开，放入羊肉浸透，再把羊肉捞入清水中洗去血污。取锅上火，放入黄油烧至溶化，加入羊肉块、芹菜段翻炒。放入清水没过肉，再放入盐、胡椒粉调味。烧开后撇去浮沫，改用小火加盖烧1小时，待肉烂即可装盘。

【用法】佐餐食用。

【功效】健脾益气，降压镇静。适用于头晕头痛、精神易兴奋、失眠患者。

芹菜拌花生米

【原料】芹菜 500 克，花生仁 100 克，干红辣椒 2 个，香油 15 克，盐适量，植物食用油 250 克。

【制作】芹菜洗净切丁，入沸水烫一下捞出，沥水。辣椒用温水泡软，去蒂、籽，洗净切丁。花生仁水泡 20 分钟，沥水，入热油锅炸脆，倒出沥油。锅留底油，入辣椒丁炸油，放芹菜，加盐、香油，倒入花生仁拌匀。

【用法】佐餐食用。

【功效】益气养血，补虚镇静。适用于体质虚弱之神经衰弱、失眠患者。

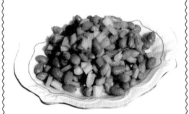

红花炖牛肉

【原料】牛肉 300 克，土豆 200 克，胡萝卜 70 克，红花 20 克，花椒、姜片、葱、料酒、盐各少许。

【制作】土豆、胡萝卜切块。牛肉切丁，入水焯 3 分钟。砂锅中注水烧开，倒入牛肉丁、红花、花椒、姜片、葱段、料酒，烧开后转小火炖 90 分钟。倒土豆、胡萝卜，用小火炖 15 分钟。加盐，炖至食材入味即可。

【用法】佐餐食用。

【功效】补中益气，防治失眠。适用于失眠患者。

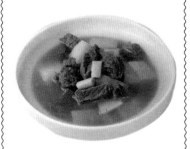

鹌鹑蛋烧板栗

【原料】熟鹌鹑蛋 120 克，胡萝卜 80 克，板栗肉 70 克，红枣 15 克，盐、生抽、生粉、水淀粉、植物食用油各适量。

【制作】将熟鹌鹑蛋加生抽、生粉，拌匀。胡萝卜切滚刀块。板栗肉切成小块。热锅注油，烧至四成热，下鹌鹑蛋，炸至虎皮色。倒板栗，炸至水分全干。用油起锅，注水，倒红枣、胡萝卜块。放炸过的食材，搅拌均匀，加盐，煮沸后用小火煮 15 分钟至食材全部熟透。转大火，翻炒至汤汁收浓，加水淀粉勾芡。

【用法】佐餐食用。

【功效】补益气血，改善睡眠。适用于失眠患者。

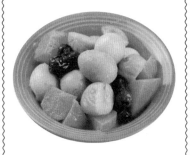

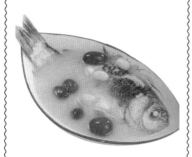

花生红枣鲫鱼

【原料】鲫鱼2条，花生仁150克，红枣20克，姜片、葱段、料酒等各适量。

【制作】鲫鱼去鳞、鳃及内脏，洗净备用。花生仁、红枣洗净。锅置火上，加水、花生仁，待花生仁煮熟后，再加鲫鱼、红枣、姜片、葱段、料酒共煮，鱼熟后即成。

【用法】佐餐食用。

【功效】健脾开胃，益气利水。适用于失眠患者。

桂圆炒海参

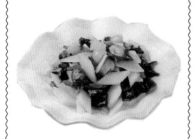

【原料】莴笋200克，水发海参200克，桂圆肉50克，姜片、葱段各少许，盐4克，料酒10毫升，生抽5毫升，水淀粉5毫升，植物食用油适量。

【制作】莴笋切薄片，海参洗净，分别入水焯2分钟。用油起锅，放姜片、葱段，爆香。倒入莴笋、海参，炒匀。加盐、生抽、料酒，炒匀调味。倒入水淀粉勾芡。放入桂圆肉，拌炒均匀。关火后盛出菜肴，装入盘中即成。

【用法】佐餐食用。

【功效】改善睡眠，增强记忆力。适用于失眠患者。

芹菜炒猪皮

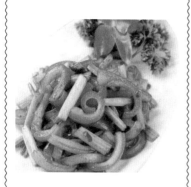

【原料】芹菜70克，猪皮110克，蒜末少许，红椒条适量，盐4克，糖、老抽、料酒、水淀粉、植物食用油各适量。

【制作】猪皮洗净，切成粗丝，入沸水焯熟，捞出备用。芹菜洗净，切小段。用油起锅，放入蒜末爆香，倒入猪皮翻炒，淋入料酒，加老抽、糖炒匀。倒入红椒条、芹菜段翻炒至断生，加盐调味，用水淀粉勾芡即可。

【用法】佐餐食用。

【功效】滋阴补虚，养血益气。适用于心烦、贫血、老年痴呆引发的失眠患者。

猪肉炸藕盒

【原料】藕 400 克，猪肉泥 150 克，水发海米 20 克，水发木耳 20 克，干面粉 100 克，鸡蛋 2 个，水淀粉 100 克，料酒、酱油、盐、葱姜末适量。

【制作】藕顶刀切两刀一断的合页片。木耳、海米剁末。将肉泥放入碗中，加木耳、海米末、料酒、酱油、盐、葱姜末、水淀粉搅匀成馅。用水淀粉、面粉、鸡蛋调匀成全蛋糊。合页形的藕片逐一夹上肉馅，外层挂满全蛋糊。炒锅置旺火上，倒植物食用油，烧至六成熟，放挂糊的藕盒，炸至呈淡黄色时捞出，至油温升至七成热时，再将藕盒复炸，控净油后装盘。

【用法】佐餐食用。

【功效】健脾开胃，益血，生肌。适用于失眠患者。

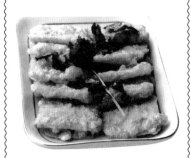

清炒河虾仁

【原料】河虾 600 克，豆苗 150 克，葱 2 根，姜 2 片，鸡蛋清半个，水淀粉、料酒、盐适量。

【制作】河虾取虾仁用淀粉抓洗净黏液后，拭干水分，拌鸡蛋清，加盐、淀粉腌 10 分钟。锅内倒油烧至七分热，将虾仁过油，捞出。另用油爆香葱段、姜片，待其焦黄时捞出，放入虾仁及料酒、盐、水淀粉，炒匀盛出。豆苗摘除老叶，洗净，用油炒熟，并淋料酒、加盐调味，放入炒好的虾仁略翻炒后盛出，放盘内。

【用法】佐餐食用。

【功效】醒目安神。适用于失眠患者。

素炒藕片

【原料】莲藕 150 克，彩椒 100 克，水发木耳 45 克，葱、盐、蚝油、料酒、水淀粉、植物食用油适量。

【制作】彩椒切块，莲藕切片，木耳撕块，分别焯 1 分钟。用油起锅，倒入焯过水的食材、葱、翻炒。放蚝油、盐、料酒，炒匀。倒水淀粉翻炒匀。关火后盛出，撒上葱花。

【用法】佐餐食用。

【功效】滋阴养血，缓解压力。适用于便秘、失眠患者。

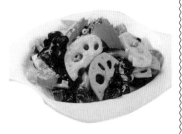

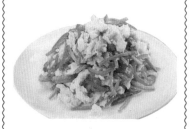

青红椒炒鸡蛋

【原料】青椒 150 克，红椒 50 克，火腿 50 克，鸡蛋 5 个，植物食用油、盐、胡椒粉各适量。

【制作】将青椒、红椒去蒂、籽，切丝。火腿切丝。鸡蛋磕入碗中，搅打均匀。锅置火上，加入植物食用油烧热，下入青椒、红椒、火腿稍炒，然后倒入鸡蛋液炒熟，加盐、胡椒粉炒匀即可。

【用法】佐餐食用。

【功效】补阴益血，帮助睡眠。适用于失眠患者。

翡翠鱿鱼卷

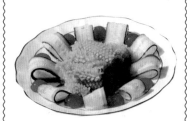

【原料】鱿鱼 3 条，小黄瓜 5 根，料酒、盐、糖、醋等适量。

【制作】发好的鱿鱼剥外层薄膜，掏净内脏，冲净。水半锅烧开，放入料酒 1 大匙、盐 1 茶匙、葱、姜，煮滚再放入鱿鱼汆烫，一熟即捞出，冷水泡凉后切段备用。小黄瓜洗净，切圆薄片，拌入糖 5 大匙、醋 5 大匙、盐半茶匙腌 10 分钟，入味后，把鱿鱼段放在盘的中间，黄瓜片摆放一边，放入冰箱冰半小时即可食用。

【用法】佐餐食用。

【功效】补肾壮阳，补血养肝，强壮身体。适用于失眠患者。

椒麻黄花鱼

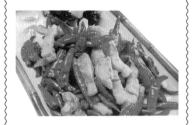

【原料】腌黄花鱼 300 克，干辣椒 30 克，花椒 10 克，料酒、花生油、椒盐粉各适量。

【制作】腌黄花鱼改刀成条。锅入油烧热，放入腌黄花鱼条炸熟。锅内留底油，炒香干辣椒、花椒，放入鱼条炒匀，烹入料酒，撒椒盐粉即可。

【用法】佐餐食用。

【功效】安神止痢，帮助睡眠。适用于糖尿病、甲状腺肿大、肺结核、失眠患者。

家常煎鸡蛋

【原料】鸡蛋 400 克，大葱 150 克，花生油、盐各适量。

【制作】将葱去皮洗净，切成短丝。鸡蛋磕入碗内，放入葱丝、盐搅匀。净炒锅置火上，放入花生油烧热，倒入蛋液，摊匀成饼，用小火煎至两面金黄，切块装盘即可。

【用法】佐餐食用。

【功效】滋补益气，清心除烦。适用于失眠患者。

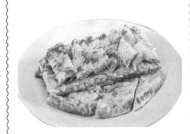

双耳拌黄瓜

【原料】水发银耳 100 克，水发木耳 100 克，黄瓜 100 克，花椒油 25 克，盐、姜汁各适量。

【制作】将木耳洗净，放沸水略烫捞出，用凉开水过凉，沥水放入盘内。将银耳洗净，用开水烫一下捞出沥水，撕小朵。黄瓜洗净，切菱形片，用盐腌，沥水备用。银耳、黄瓜放入碗内，加花椒油、盐、姜汁拌匀，装盘即成。

【用法】佐餐食用。

【功效】补脑健心。适用于失眠患者。

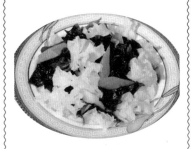

脆皮黄花鱼

【原料】黄花鱼 1 条，葱姜末、花椒、盐、料酒、干淀粉、花生油各适量。

【制作】黄花鱼洗净，加盐、料酒、葱姜末、花椒腌制入味。将腌好的小黄花鱼拍干淀粉，洒少许水调匀，入六七成热的油中炸熟捞出。待油温升至八成热时下入黄花鱼复炸一下，捞出沥油，装盘即可。

【用法】佐餐食用。

【功效】健脾开胃，缓解失眠。适用于失眠患者。

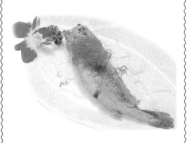

合菜烙

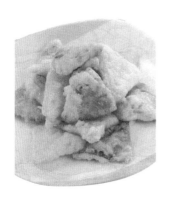

【原料】胡萝卜60克，土豆60克，青椒60克，鸡蛋1个，花生油60克，玉米粉100克，花椒盐、盐各适量。

【制作】将胡萝卜去皮，青椒去蒂、籽，土豆去皮，分别切成长2厘米、厚1厘米的三角片。将鸡蛋磕入碗内，加少许水调匀，加玉米粉调成米糊状，加盐、胡萝卜片、土豆片、青椒片，调匀挂糊。花生油入锅，烧至六七成热时将挂糊的原料分3次投入锅内炸，炸至成形后捞出，再回锅炸至外酥里脆时捞出装盘，撒上花椒盐即成。

【用法】佐餐食用。

【功效】降压降脂，缓解失眠。适用于冠心病、失眠患者。

枸杞拌毛豆

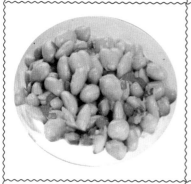

【原料】毛豆350克，枸杞50克，辣椒油、蒜泥、葱末各10克，酱油、醋、盐各适量。

【制作】毛豆、枸杞洗净，一起放进锅中，加盐煮熟，盛出装盘。锅中倒入辣椒油，放入蒜泥、酱油、醋炒香。出锅浇在毛豆、枸杞上，再撒上葱末即成。

【用法】佐餐食用。

【功效】健脾宽中，清热解毒。适用于失眠患者。

软煎鲅鱼

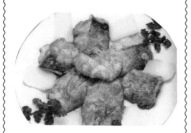

【原料】鲅鱼肉500克，煮土豆350克，鸡蛋3个，盐、胡椒粉、面粉、黄油、花生油各适量。

【制作】鲅鱼肉斜刀切片，用胡椒粉、盐拌匀，腌渍10分钟，裹上面粉。鸡蛋磕入碗内搅匀。锅置火上，放花生油烧热，鱼片蘸匀鸡蛋糊放锅内，煎至两面呈金黄色，滗去余油，加黄油起锅装盘，煮土豆切片放在盘边。

【用法】佐餐食用。

【功效】增进食欲，缓解失眠。适用于咳喘、神经衰弱、失眠患者。

煎红薯

【原料】红薯 250 克，熟芝麻 15 克，蜂蜜、植物食用油各适量。

【制作】将去皮洗净的红薯切成片，于沸水中焯熟待用。煎锅中注入少许植物食用油烧热。放入红薯片，用小火煎至两面熟透。关火后盛出煎好的食材，放在盘中，再均匀地淋上蜂蜜，撒上熟芝麻即成。

【用法】佐餐食用。

【功效】补虚乏，益气力。适用于失眠患者。

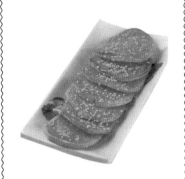

西红柿土豆炖牛肉

【原料】牛肉 200 克，土豆 150 克，西红柿 100 克，八角、香叶、姜片、蒜末、葱段各少许，盐、生抽、水淀粉、料酒、番茄酱、生粉、植物食用油各适量。

【制作】牛肉切丁，加生粉、生抽、盐、水淀粉、植物食用油，腌渍 10 分钟，入水焯 3 分钟。土豆、西红柿分别洗净，切块。用油起锅，分别放入姜、蒜、葱、八角、香叶、牛肉、西红柿、土豆、料酒、生抽、盐、番茄酱，炒匀，加适量水，小火炖 20 分钟，淋入水淀粉炒匀。关火后盛出即可食用。

【用法】佐餐食用。

【功效】强健筋骨，防治失眠。适用于失眠患者。

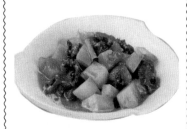

炝锅鲅鱼

【原料】鲅鱼 1 条，花生油、干辣椒、花椒、青红椒、葱、盐、糖、胡椒、姜、蒜、干粉各适量。

【制作】鲅鱼洗净，片成鱼片，拍干粉，入油锅炸至金黄。锅中放入少许植物食用油，再放入姜、蒜略炒，加花椒、干辣椒、青红椒、葱炒香，加炸好的鲅鱼片翻炒后起锅。

【用法】佐餐食用。

【功效】补气平喘，缓解失眠。适用于咳喘、神经衰弱、失眠患者。

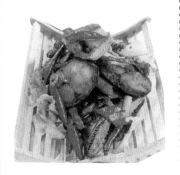

圆葱炒蛋

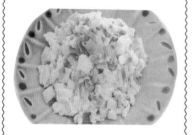

【原料】鸡蛋4个，洋葱1个（150克左右），火腿80克，花生油50克，盐半茶匙，酱油、香油各适量，胡椒粉少许。

【制作】把鸡蛋磕在一大碗里，加入盐和少许胡椒粉打匀。把洋葱去皮、洗净，切成粒。将火腿洗干净，切成细丝或末待用。炒锅里放少量花生油，烧热后，下洋葱粒炒片刻铲出，晾凉后和火腿一起倒入鸡蛋液中，拌匀。把混合液分成两份，每份用2汤匙油炒熟上盘，倒入适量酱油、香油即可。

【用法】佐餐食用。

【功效】补钙降压，清心除烦。适用于高脂血症、失眠患者。

清蒸带鱼

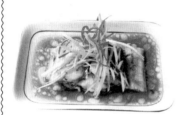

【原料】中带鱼1条，姜末、葱丝、料酒、盐、香油、老陈醋各适量。

【制作】将带鱼去掉鱼鳞、头、内脏并洗净切段。把带鱼段放至蒸盆中，加适量清水（浸过带鱼），放入姜末、葱丝、料酒、盐、老陈醋，放入锅内蒸熟，出锅后点上香油，撒上葱丝即成。

【用法】佐餐食用，每周2~3次。

【功效】补气养血，温阳益脾。适用于失眠患者。

猪心烧木耳

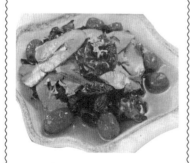

【原料】猪心1个，木耳10克，姜汁10克，橘皮10克，白矾1克，大枣10个。

【制作】将所有原料放入锅中，加入适量的水，煮至猪心熟即可。

【用法】吃猪心，喝汤，每日1个，连用3~5日。

【功效】健脾和胃，安神定惊。适用于失眠患者。

第四节 汤 肴 方

汤肴是以肉类、禽蛋类、水产类以及蔬菜类原料为主体，加入一定量的药物，经煎煮浓缩而制成的较稠厚的汤液。

西红柿豆腐汤

【原料】西红柿 200 克，豆腐 100 克，盐、生粉、香油、葱花各适量。

【制作】豆腐切小粒，西红柿焯水切粒，一起放入碗中，加盐、生粉、葱花拌匀。炒锅置中火上，下植物食用油烧至六成热，倒入豆腐、西红柿，翻炒至香，再倒入适量清水煮沸。约煮 5 分钟后，撒上葱花，调入盐，淋上香油。

【用法】佐餐食用。

【功效】益气和中，生津润燥。适用于因天气烦热或心理因素（如焦虑、心神不宁）所引起的失眠患者。

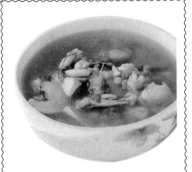

薏芡白术牛蛙汤

【原料】牛蛙 300 克，姜片 20 克，水发薏米 75 克，白术 20 克，茯苓 10 克，芡实 50 克，盐 2 克，料酒 10 毫升。

【制作】处理干净的牛蛙斩成小块，焯熟备用。砂锅中注水烧开，加姜片、白术、薏米、茯苓、芡实、牛蛙，淋入料酒，烧开后转小火煮 30 分钟，至食材熟烂。放入盐搅拌均匀，至食材入味。

【用法】佐餐食用。

【功效】补脾止泄，改善失眠。适用于失眠患者。

当归桂圆羊肉汤

【原料】当归 15 克，桂圆肉 15 克，生姜 25 克，羊肉 50 克，盐适量。

【制作】先将羊肉在沸水中煮 5 分钟，捞起切成薄片。生姜切片，当归、桂圆肉在清水中浸泡半小时。将羊肉片、生姜片、当归、桂圆肉浸泡后入锅，另加清水 1 大碗。煮沸后放盐，再煮 30 分钟即可停火，弃去姜片、当归、桂圆皮即成。

【用法】吃肉喝汤，每周 2~3 次，连用 1 个月。

【功效】补虚养血，暖脾安神。适用于失眠患者。

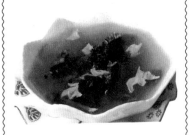

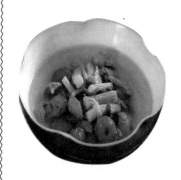

桂枝红枣猪心汤

【原料】桂枝 15 克，党参 10 克，红枣 6 颗，猪心半个，盐 5 克。

【制作】猪心放入沸水中余烫，捞出后冲洗干净，切成片。桂枝、党参、红枣洗净，盛入锅中，加 3 碗水以大火煮开，转小火续煮 30 分钟。再转中火让汤汁沸腾，放入猪心片，待水再开，加盐调味即可。

【用法】佐餐食用。

【功效】定惊安神，养心补血。适用于冠心病、自汗、惊悸恍惚、怔忡、失眠患者。

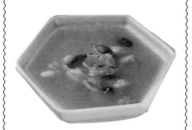

金樱子芡实羊肉汤

【原料】羊肉 300 克，金樱子 20 克，芡实 30 克，姜片 20 克，料酒 20 毫升，盐 3 克。

【制作】洗净的羊肉切成丁，焯熟备用。砂锅中注水烧开，放入姜片、芡实、金樱子、羊肉、料酒，烧开后用小火炖 90 分钟至羊肉熟透。加盐搅拌均匀。略煮片刻至食材入味。关火后盛出，装入碗中即成。

【用法】佐餐食用。

【功效】补中益气，缓解压力。适用于失眠患者。

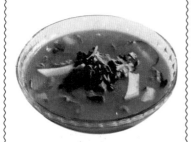

猪心麦冬汤

【原料】猪心 300 克，麦冬 10 克，黑豆 10 克，香菇 5 个，油、盐、葱、蒜、姜各适量。

【制作】将猪心切成丁，洗净后用热水烫过。猪心用 1500 毫升水煮，去除浮油，放半根葱，少许姜及大蒜。放泡好的黑豆，文火煮 1 小时。麦冬用 300 毫升水煮至 150 毫升，将麦冬汤放入猪心汤内。再放入泡好的去蒂香菇，用文火煮半小时，用油、盐调味即可。

【用法】以饮汤为主，猪心及香菇随意食用。

【功效】养心安神。适用于失眠、惊悸、多汗患者。

佛手白芍瘦肉汤

【原料】鲜佛手瓜 200 克，白芍 20 克，猪瘦肉 400 克，红枣 5 颗，盐 3 克。

【制作】佛手瓜洗净，切片，焯水。白芍、红枣洗净。猪瘦肉洗净，切片，焯水。将清水 800 毫升放入砂锅内，煮沸后加入以上用料，大火开滚后改用小火煲 2 小时，加盐调味即可。

【用法】佐餐食用。

【功效】扩张血管，降低血压。适用于冠心病、神经衰弱、失眠患者。

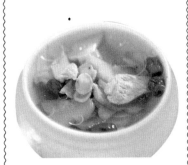

姬松茸山药排骨汤

【原料】排骨段 300 克，水发姬松茸 60 克，山药 150 克，姜片、葱花各少许，盐 2 克，料酒 10 毫升，胡椒粉适量。

【制作】洗净去皮的山药切成大块。排骨段汆煮后捞出备用。砂锅中注水烧开，撒上姜片，倒入洗好的姬松茸，放入排骨，淋入料酒，加入山药块，搅匀煮沸，用小火煮至食材熟软。加盐、胡椒粉调味，装入盘中，撒上葱花即成。

【用法】佐餐食用。

【功效】助消化，补虚劳。适用于食欲不振、失眠患者。

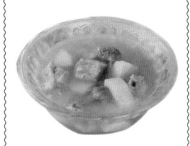

莲子扁豆汤

【原料】水发莲子 100 克，炒白扁豆 30 克，青红丝 10 克，冰糖 200 克。

【制作】将莲子洗净放汤碗中，加水、上屉蒸 40 分钟取出。白扁豆洗净，备用。锅置旺火上，加水 750 毫升，放白扁豆煮沸后，改小火炖至软烂，再入蒸好的莲子、冰糖，用小火略炖，起锅盛入汤碗，撒上青红丝即成。

【用法】临睡前 1 小时服食 1 碗。

【功效】健脾益肾，安神止泄。适用于遗精、便溏的神经衰弱和失眠患者。

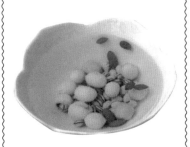

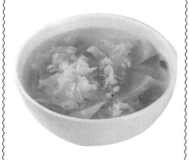

木瓜银耳薏米汤

【原料】木瓜 200 克，银耳 25 克，薏米 50 克，冰糖 10 克。

【制作】木瓜去皮去籽，切块。银耳泡发，去蒂洗净，撕成小朵。薏米洗净备用。炖锅中加水适量，大火烧开，放入银耳煮沸，改小火慢煲 1 小时。放入薏米煲至薏米开花，最后放入木瓜，炖煮至熟，加冰糖调味即可。

【用法】佐餐食用。

【功效】益气清肠，滋阴润肺。适用于因恶性肿瘤引起的失眠患者。

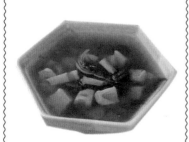

莲藕海藻红豆汤

【原料】莲藕 150 克，海藻 80 克，水发红豆 100 克，红枣 20 克，盐 2 克，胡椒粉少许。

【制作】洗净莲藕切成丁，备用。砂锅中注水烧开，放入红枣、红豆、莲藕、海藻，搅拌匀，烧开后用小火煮 40 分钟，至食材熟透。放入盐、胡椒粉拌匀。关火后盛出煮好的汤料，装入汤碗中。

【用法】佐餐食用。

【功效】增进食欲，缓解失眠。适用于肥胖症、贫血、神经衰弱、失眠患者。

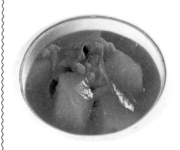

红薯鸡腿汤

【原料】红薯 250 克，鸡腿 1 个（约 100 克），洋葱片适量，蒜末 10 克，胡椒粉、盐、高汤、植物食用油各适量。

【制作】红薯去皮，洗净切块。鸡腿洗净，剁成块，加胡椒粉和盐搅拌均匀，腌 10 分钟。锅内放油烧热，放入蒜末炒香，再下鸡腿、红薯块、洋葱片翻炒。放入高汤，转中火续煮至水分减半，放盐及胡椒粉调味即可。

【用法】佐餐食用。

【功效】预防中风，缓解失眠。适用于失眠患者。

口蘑豆腐鲜汤

【原料】豆腐 100 克，口蘑 150 克，西红柿 50 克，香油 8 克，葱花、姜片、盐、胡椒粉各 3 克，生抽适量。

【制作】豆腐洗净切片状。西红柿洗净切片。口蘑洗净备用。锅中水煮沸后，放入豆腐、口蘑、姜片，调入盐、香油、胡椒粉、生抽煮熟。再下西红柿略煮，撒葱花即可。

【用法】佐餐食用。

【功效】清热润燥，益气宽中。适用于失眠患者。

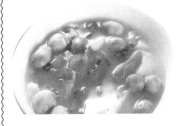

银耳菠萝汤

【原料】银耳 200 克，菠萝（罐头）80 克，橘子 20 瓣，冰糖 150 克。

【制作】将银耳泡涨洗净，撕成小朵。菠萝切片，备用。炒锅置旺火上，加入 500 毫升水，放入冰糖，烧沸后撇去浮沫，放银耳煮 10 分钟，再加入菠萝片、橘子瓣，再次烧沸后倒入大汤碗内即可。

【用法】配晚餐，常服。

【功效】补脑强心，消除疲劳。适用于失眠患者。

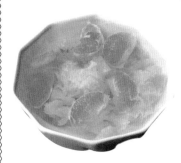

浮小麦猪心汤

【原料】猪心 250 克，浮小麦 10 克，枸杞 10 克，姜片 20 克，盐 2 克，料酒 20 毫升，胡椒粉适量。

【制作】处理好的猪心切片，入水焯一会儿。砂锅中注水烧开，放入浮小麦、枸杞、姜片、猪心、料酒，烧开后用小火煮 40 分钟，至食材熟透，放入盐、胡椒粉搅拌片刻，至食材入味。关火后盛出，装入碗中即可食用。

【用法】佐餐食用。

【功效】养心补血，定惊安神。适用于惊悸恍惚、怔忡、失眠多梦患者。

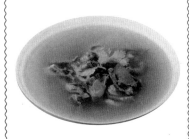

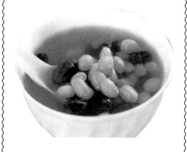

二枣甜汤

【原料】干红枣 50 克，花生米 100 克，酸枣仁 20 克，红糖 50 克。

【制作】花生米略煮一下放冷，去皮，与泡发的干红枣、酸枣仁一同放入煮花生米的水中。再加适量冷水，用小火煮半小时左右。加入红糖，待糖溶化后，收汁即可。

【用法】佐餐食用。

【功效】醒酒安神。适用于因酒精依赖引起的失眠患者。

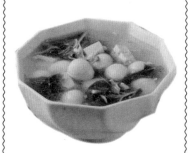

苋菜豆腐鹌鹑蛋汤

【原料】熟鹌鹑蛋 180 克，豆腐 150 克，苋菜 100 克，姜片、葱花少许，盐 2 克，香油、植物食用油适量。

【制作】将洗净的豆腐切小方块，苋菜切小段。锅中注水烧开，放入植物食用油、姜片、盐、豆腐块，搅匀，用大火煮一会儿。放入去壳的熟鹌鹑蛋、苋菜，搅拌片刻。淋入适量香油，续煮至食材熟软、入味。关火后盛出煮好的汤，装入汤碗中，撒上葱花即成。

【用法】佐餐食用。

【功效】益气和中，生津润燥。适用于因天气烦热或心理因素（如焦虑、心神不宁）所引起失眠的患者。

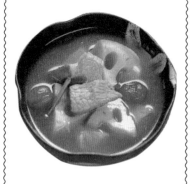

莲藕猪肉汤

【原料】猪瘦肉、莲藕各 150 克，红枣 20 克，葱 10 克，盐 5 克。

【制作】猪瘦肉洗净，切片。莲藕洗净、切片。红枣洗净。葱洗净，切段。锅入水烧开，放入猪瘦肉煮净血水后捞出。锅中放入瘦肉、莲藕、红枣，加入清水。炖 2 小时，放入葱段，调入盐即可。

【用法】佐餐食用。

【功效】清热凉血，宁心安神。适用于失眠患者。

莲子百合汤

【原料】莲子 50 克，百合 10 克，黑豆 300 克，鲜椰汁适量，陈皮 1 克，冰糖 30 克。

【制作】莲子用开水浸泡半小时，再煲煮 15 分钟，然后倒出冲洗。百合、陈皮浸泡，洗净。黑豆洗净，用开水浸泡 1 小时以上。水烧开，下黑豆，用大火煲半小时，下莲子、百合、陈皮，中火煲 45 分钟，改慢火煲 1 小时，下冰糖，待溶，入椰汁即成。

【用法】佐餐食用。

【功效】清心泻火，强心安神。适用于失眠患者。

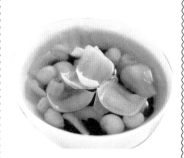

淮山桂圆鸽汤

【原料】老鸽 2 只，猪瘦肉 300 克，淮山药 60 克，桂圆肉 15 克，生姜 4 片，香油、酱油、盐各少许。

【制作】将鸽宰杀洗净，切块。猪肉洗净切块。淮山药、桂圆肉、生姜洗净，鸽肉、猪肉同入锅，加水煮沸后，改小火煲 3 小时，加酱油、盐，出锅前淋香油即成。

【用法】佐餐食用，每周 2 次，连用 1 个月。

【功效】补诸虚，安心神。适用于失眠患者。

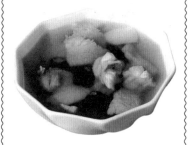

龙眼牛肉汤

【原料】桂圆 20 克，牛肉 150 克，盐 3 克，葱、姜各 3 克。

【制作】桂圆去壳、核，牛肉切片。锅中入汤烧沸，入牛肉、桂圆肉，加入盐、葱、姜煮至入味即可。

【用法】佐餐食用。

【功效】补中益气，宁神定志。适用于失眠患者。

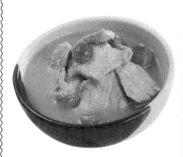

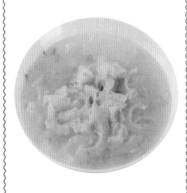

苦瓜银耳汤

【原料】银耳 100 克，苦瓜 2 根，猪骨汤适量，蒜瓣少许，盐适量。

【制作】银耳泡发好后撕成小块，放入锅中，加水煮软。苦瓜去籽切块。银耳、苦瓜一起放入锅中，加入猪骨汤、蒜瓣，煮至苦瓜变软，最后加入少许盐调味即可。

【用法】佐餐食用。

【功效】清热醒神，养心安神。适用于中风引起的失眠患者。

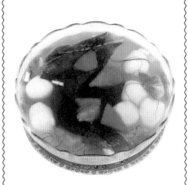

番茄豆腐鱼丸汤

【原料】番茄 250 克，豆腐 250 克，鱼肉 250 克，发菜 25 克，葱 20 克，盐适量。

【制作】番茄、豆腐洗净、切块。发菜洗净切段。葱洗净切成葱花。鱼肉洗净沥干水分，剁烂后放盐调味，加入发菜及适量清水，搅至起胶，放入葱花搅匀，做成鱼丸。豆腐块放入锅中，加适量清水，旺火煮沸后放入番茄，再煮至沸，放入鱼丸煮熟，放盐调味食用。

【用法】佐餐食用。

【功效】健脾清胃，生津止渴，安神助眠。适用于慢性胃病引起的失眠、神经衰弱患者。

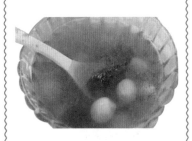

黑豆小麦莲枣汤

【原料】黑豆 30 克，浮小麦 30 克，莲子 7 枚，黑枣 7 枚，冰糖少许。

【制作】先把黑豆和浮小麦洗净，加水煮汁去渣。用其汁煮莲子和黑枣，至熟。加入冰糖，略煮待冰糖溶化即可。

【用法】佐餐食用。

【功效】滋肾补气，止汗。适用于失眠患者。

红薯板栗排骨汤

【原料】板栗 400 克，红薯 250 克，排骨 200 克，红枣 15 克，姜片适量，盐适量。

【制作】排骨洗净剁块，氽水后捞起。板栗去壳、去衣。红薯去皮切块。红枣去核。将板栗、红枣、排骨一起放入锅中，加入适量清水，放入姜片，大火煮 20 分钟，转小火煲 1 小时。放入红薯块，再煲 20 分钟，加盐调味即可。

【用法】佐餐食用。

【功效】补气宁神，预防中风。适用于失眠患者。

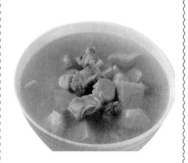

莲子猪肚汤

【原料】莲子 750 克，猪肚 1 只，姜 4 片，盐、酱油各适量。

【制作】猪肚以盐略腌，搓擦至内外干净为止。莲子以水浸湿后去皮衣。姜去皮切片。共置大瓦煲内，加水 3000 毫升煲 3 小时，捞猪肚切块条，蘸酱装盘。

【用法】以猪肚条蘸酱油食用，并随意饮汤。

【功效】补虚，健胃，安神。适用于心、脾、肾不足之神经衰弱、失眠患者。

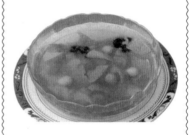

黑木耳猪蹄汤

【原料】猪蹄 350 克，黑木耳 10 克，红枣 10 克，盐 3 克，姜片 4 克。

【制作】猪蹄洗净，斩块。黑木耳泡发后洗净，撕成小朵。红枣洗净。锅注水烧开，下猪蹄煮去血水，捞出洗净。砂锅注水烧开，下入姜片、红枣、猪蹄、黑木耳，大火烧开后改用小火煲煮 2 小时，加盐调味即可。

【用法】佐餐食用。

【功效】消除烦躁，安定情绪。适用于失眠患者。

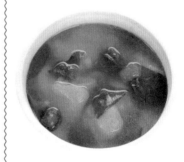

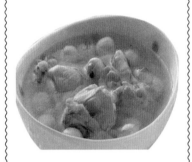

莲子牛蛙汤

【原料】牛蛙3只，莲子、参片、黄芪、茯苓、柴胡各10克，麦冬5克，盐5克。

【制作】牛蛙处理干净，切块。莲子洗净。将除莲子外的其他药材装入棉布袋，扎紧袋口，与莲子一起放入锅中，加水适量，大火煮沸，转小火煮约30分钟。牛蛙放入汤中煮沸，捞起棉布袋，加盐调味即成。

【用法】佐餐食用。

【功效】强心安神，健脑清心。适用于老年痴呆引发的失眠患者。

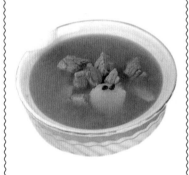

补骨脂炖牛肉

【原料】补骨脂6克，姜片12克，牛肉200克，盐2克，料酒16毫升。

【制作】牛肉切丁，入水焯一会儿。锅中注水烧开，倒入牛肉丁、姜片、补骨脂搅拌均匀，加料酒，煮沸，用小火炖90分钟，至食材熟透。加盐搅拌均匀，至食材入味。关火后盛出煮好的汤料，装入汤碗中即可食用。

【用法】佐餐食用。

【功效】补中益气，滋养脾胃。适用于失眠患者。

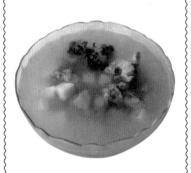

莲藕排骨汤

【原料】莲藕500克，猪排骨250克，盐、食用植物油各适量。

【制作】将莲藕洗净，用刀背拍碎，切成小段。把莲藕与洗净的排骨同放锅中，用大火煮沸后，改用小火煮至排骨松烂，加食油、盐调味即成。

【用法】每日1次，食肉、藕，饮汤。

【功效】健脾开胃，滋阴益髓，固精止遗。适用于记忆下降、失眠患者。

猪皮花生酸枣汤

【原料】猪皮 120 克，花生米 30 克，酸枣仁 20 克，高汤、生姜、盐各适量。

【制作】猪皮去毛洗净，切块。生姜洗净，去皮切片。花生米洗净，加清水略泡。净锅注水，烧开后加入猪皮氽透，捞出备用。往砂锅内注入高汤，加入猪皮、花生米、酸枣仁、姜片，小火煲 2 小时后调入盐即可。

【用法】佐餐食用。

【功效】调理心烦，宁心安神。适用于神经衰弱、失眠患者。

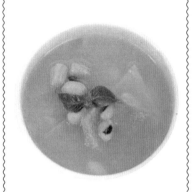

苁蓉仙灵羊肉汤

【原料】仙灵脾 30 克，鲜羊肉 50 克，羊肾 1 对，香菜 1 把，盐、料酒、白酒、胡椒粉少许。

【制作】仙灵脾用水煎 2 次，去渣，取药液 300 毫升。将肉苁蓉浸白酒后洗净切薄片。取鲜羊肉在沸水中煮一下，捞起切成薄片。羊肾 1 对去筋膜，与苁蓉片、羊肉片一起放入砂锅，加入药液和适量水、盐、料酒，小火炖至肉烂熟，加入香菜一把、胡椒粉少许。

【用法】吃肉喝汤，每日 1 剂，连吃 1 个月以上。

【功效】补肾壮阳。适用于神经衰弱、失眠患者。

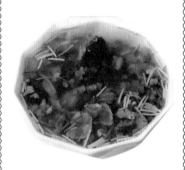

牛奶鲫鱼汤

【原料】净鲫鱼 400 克，豆腐 200 克，牛奶 90 毫升，姜丝、葱花各少许，盐 2 克。

【制作】豆腐切块，备用。用油起锅，放入鲫鱼，用小火煎至两面断生，盛出待用。锅中注水烧开，加姜丝、鲫鱼、盐，搅匀调味，用中火煮约 3 分钟，至鱼肉熟软。放入豆腐块、牛奶，拌匀。用小火煮约 2 分钟，至豆腐入味。关火后盛出煮好的鲫鱼汤，装入汤碗中，撒上葱花即成。

【用法】佐餐食用。

【功效】解除疲劳，健脾开胃。适用于失眠患者。

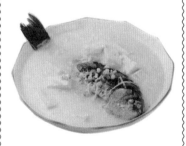

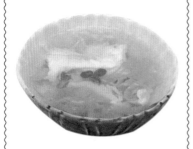

雪蛤枸杞甜汤

【原料】雪蛤 1 只，枸杞 10 克，冰糖适量。

【制作】雪蛤收拾干净，斩块。枸杞泡发。锅中水烧开，倒入雪蛤煮至熟，再加入枸杞煮熟。加冰糖，待冰糖溶化后即可。

【用法】佐餐食用。

【功效】镇静，缓解焦虑。适用于体虚、失眠患者。

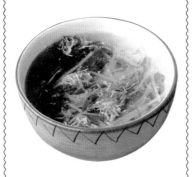

海藻合欢汤

【原料】海藻 20 克，白萝卜 250 克，合欢花 15 克。

【制作】白萝卜洗净，切丝。海藻泡散，洗净撕碎。将以上三物放入砂锅内，加水适量，浸泡片刻，再煎煮半小时。出锅前可酌加盐、调料少许。

【用法】佐餐食用。

【功效】化痰散瘀，解郁安神。适用于神情抑郁、失眠、咽中如有物阻、夜寐不宁之神经衰弱患者。

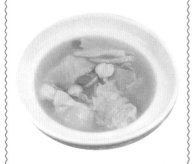

银耳莲子鸡汤

【原料】鸡肉 400 克，银耳、山药、莲子、枸杞各适量，盐 5 克。

【制作】鸡肉洗净，切块，氽水。银耳泡发洗净，撕小块。山药洗净，切片。莲子洗净，对半切开，去莲心。枸杞洗净。炖锅中注水，放入鸡肉、银耳、山药、莲子、枸杞，大火炖至莲子变软。加盐调味即可。

【用法】佐餐食用。

【功效】防治便秘，缓解失眠。适用于贫血、失眠、骨质疏松患者。

淡菜何首乌鸡汤

【原料】淡菜 150 克，何首乌 15 克，鸡腿 1 个，盐 3 克。

【制作】鸡腿剁块，汆烫，捞出冲洗干净。淡菜、何首乌洗净。将准备好的鸡腿、淡菜、何首乌放入锅中，加水盖过食材。大火煮开，转小火炖 30 分钟，加盐调味即可。

【用法】佐餐食用。

【功效】滋补肝肾，退热补虚。适用于失眠、心悸、烦躁发热患者。

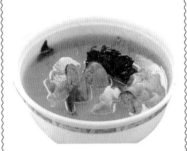

参附羊肉汤

【原料】红参 6 克，制附片 10 克，丹参 10 克，桂枝 10 克，羊肉 100 克。

【制作】先将制附片放入砂锅加水 1000 毫升，煎煮 1 小时，煮沸后小火煎熬，滤去药渣，取药液 500 毫升。羊肉洗净后在沸水中煮 10 分钟，捞起切成薄片，加药液，入红参、丹参、桂枝煮沸后再小火煮半小时即成。

【用法】早、晚分吃，肉、汤、参一齐趁热吃下。

【功效】温阳安神。适用于失眠患者。

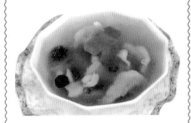

枸杞莲子桂圆汤

【原料】莲子 30 克，桂圆肉 30 克，红枣 20 克，枸杞、冰糖适量。

【制作】莲子、桂圆肉、枸杞、红枣一同放入砂锅内，加水适量，文火炖至莲子烂时加冰糖即成。

【用法】佐餐食用。

【功效】补心血，健脾胃。适用于冠心病、失眠患者。

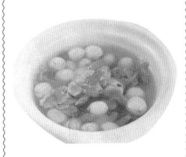

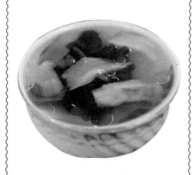

丝瓜木耳汤

【原料】丝瓜 300 克，水发黑木耳 50 克，盐 4 克，胡椒粉 1 克。

【制作】丝瓜刮洗干净，对剖两半再切片。黑木耳去蒂，洗净，撕成片状。锅中加入清水 1000 毫升，烧开后放入丝瓜、盐、胡椒粉，煮至丝瓜断生时，下黑木耳略煮片刻即可。

【用法】佐餐食用。

【功效】清热凉血，安心宁神。适用于失眠患者。

西红柿生鱼豆腐汤

【原料】生鱼块 500 克，西红柿 100 克，豆腐 100 克，姜片、葱花各少许，盐 3 克，料酒 10 毫升，胡椒粉、植物食用油适量。

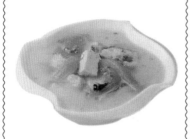

【制作】洗净的豆腐切成块，洗好的西红柿切块，备用。用油起锅，放入姜片爆香。倒入洗净的生鱼块，煎出香味。淋入料酒，加入开水。加盐、西红柿、豆腐，用中火煮 3 分钟至入味。放入胡椒粉，拌匀。关火后盛出煮好的汤料，装入碗中，撒入少许葱花。

【用法】佐餐食用。

【功效】益气和中，清热解毒。适用于因天气烦热或心理因素（如焦虑、心神不宁）所引起的失眠患者。

蛤蜊豆皮浓汤

【原料】蛤蜊 100 克，豆皮 300 克，虾仁、枸杞、香菜各少许，盐 3 克，酱油 10 克。

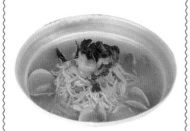

【制作】蛤蜊仔细洗净泥沙。豆皮洗净，切丝。虾仁、枸杞、香菜洗净。锅内注水烧沸，放入豆皮煮至汤沸，再放入虾仁、蛤蜊、枸杞焖煮。加入盐、酱油调味，起锅装碗，撒上香菜即可。

【用法】佐餐食用。

【功效】滋阴利水，化痰软坚。适用于水肿、痔疮、失眠患者。

莲藕菱角排骨汤

【原料】莲藕、菱角各 300 克，排骨 600 克，胡萝卜 30 克，盐 2 小匙，醋大半匙。

【制作】排骨余烫，捞起冲净。莲藕削皮，洗净切片。菱角余烫，捞起，剥净外表皮膜。胡萝卜洗净切块。将食材盛入炖锅，加水至没过食材，加入醋，以大火煮开，转小火炖 35 分钟，加盐调味。

【用法】佐餐食用。

【功效】清热凉血，宁心安神。适用于失眠患者。

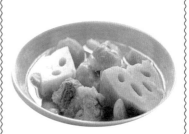

合欢花莲肉汤

【原料】合欢花 15 克，莲肉 20 克，冰糖适量。

【制作】合欢花洗净用纱布包好，与莲肉一起放入锅内加水，大火烧开，小火煮至莲子酥烂，拣出纱布包，下冰糖煮溶。

【用法】每天中午或晚上佐餐食用。

【功效】补养心血，安神助眠。适用于神经衰弱、失眠患者。

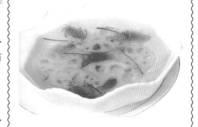

茶树菇草鱼汤

【原料】水发茶树菇 90 克，草鱼肉 200 克，姜片、葱花各少许，盐、胡椒粉各适量，料酒 5 毫升，香油 3 毫升，水淀粉 4 毫升。

【制作】茶树菇切去老茎，热水中焯一会儿，去土腥味。草鱼肉切成双飞片，加料酒、盐、胡椒粉、水淀粉、香油腌渍 10 分钟。锅中注水烧开，倒入茶树菇、姜片、香油、盐、胡椒粉搅匀，用大火煮沸。放入鱼片，煮至鱼片变色。把煮好的汤料盛出，装入汤碗中。撒入葱花即成。

【用法】佐餐食用。

【功效】暖胃平肝，改善睡眠。适用于失眠患者。

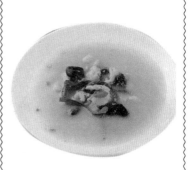

冬瓜桂笋素肉汤

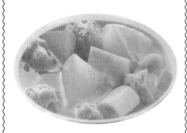

【原料】素肉块 35 克，冬瓜 100 克，桂竹笋 100 克，黄柏 10 克，知母 10 克，盐 3 克，香油适量。

【制作】将素肉块放清水中泡软，取出，挤干水分备用。冬瓜、桂竹笋均去皮洗净切块。将黄柏、知母放入棉布袋中与 600 毫升清水一同放入锅中，以小火煮沸。加入所有材料混合煮沸，约 2 分钟后关火，加入调盐、香油，取出棉布袋即可食用。

【用法】佐餐食用。

【功效】清热降火，调养心神。适用于失眠患者。

牛奶银耳水果汤

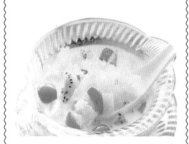

【原料】银耳 100 克，猕猴桃 1 个，圣女果 5 粒，鲜牛奶 300 毫升。

【制作】银耳用清水泡软，去蒂，切成细丁，加入牛奶中，以中小火边煮边搅拌，煮至熟软，熄火待凉装碗。圣女果洗净，对切成两半，猕猴桃削皮切丁，一起加入盛银耳的碗中拌匀即可。

【用法】佐餐食用。

【功效】防治便秘，缓解失眠。适用于失眠患者。

银耳梨汤

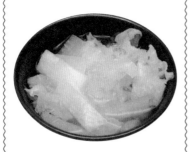

【原料】雪梨 1 个，银耳 10 克，冰糖 15 克。

【制作】银耳用水泡发 30 分钟，洗净。雪梨洗净，去核，切小块，盛于碗中备用。砂锅洗净，置于火上，加水适量，先将银耳煮开，再加入雪梨，煮沸后转入小火，慢熬至汤稠。起锅前，加冰糖搅拌至溶化即可。

【用法】佐餐食用。

【功效】补脾开胃，滋阴润肺。适用于失眠患者。

竹荪肉丸汤

【原料】鸡肉丸 300 克，竹荪、胡萝卜各适量，枸杞 3 克，高汤 600 毫升，香菜少许，盐、白胡椒粉各 3 克。

【制作】鸡肉丸，用盐、白胡椒粉抹匀。竹荪、枸杞泡发洗净。胡萝卜去皮洗净，切片。香菜洗净备用。高汤倒入锅中煮沸，放入鸡肉丸煮至变色。加入竹荪、胡萝卜、枸杞煮熟，撒上香菜即可。

【用法】佐餐食用。

【功效】健脾开胃，消食化积。适用于失眠患者。

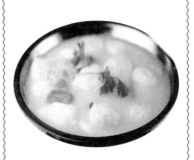

香菇汤

【原料】新鲜香菇 100 克，食醋 3 克，糖 3 克，盐适量，香油 5 克。

【制作】将香菇洗净，在锅中加一大碗水，煮沸后下香菇。煮熟后下盐、糖、醋，起锅后淋上香油即成。

【用法】午、晚饭佐餐，食香菇，饮汤。

【功效】益气补虚，健脾和胃。适用于神经衰弱、失眠、乏力患者。

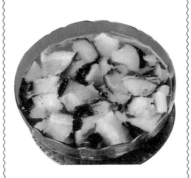

香菇排骨汤

【原料】排骨 300 克，香菇 50 克，红枣适量，盐 3 克。

【制作】排骨洗净，斩块。香菇泡发，洗净撕片。红枣洗净。热锅注水烧开，下排骨滚尽血渍，捞出洗净。将排骨、红枣放入砂锅，注入水，大火烧开后放入香菇，改为小火煲煮 2 小时，加盐调味即可。

【用法】佐餐食用。

【功效】缓解失眠，延缓衰老。适用于糖尿病、肺结核、失眠患者。

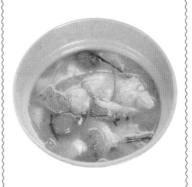

枸杞叶鸡肝汤

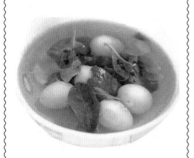

【原料】鸡肝 150 克，枸杞叶 10 克，鹌鹑蛋 150 克，生姜 5 克，盐 5 克。

【制作】鸡肝洗净，切成片。枸杞叶洗净。鹌鹑蛋入锅中煮熟后，取出，剥去蛋壳，生姜洗净切片。将鹌鹑蛋、鸡肝、枸杞叶、生姜一起加水煮 5 分钟，调入盐煮至入味即可食用。

【用法】佐餐食用。

【功效】补血养血，清热祛火。适用于失眠患者。

灵芝红枣鹌鹑蛋汤

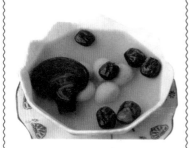

【原料】灵芝 15 克，红枣 10 枚，鹌鹑蛋 5 个，冰糖适量。

【制作】鹌鹑蛋煮熟去皮，灵芝洗净捣碎，红枣去核，同放入锅中加水，烧开后加入冰糖，小火炖 30 分钟，拣出灵芝。

【用法】佐餐食用。

【功效】益肾固精，健脑益智。适用于老年失眠患者。

人参酸枣仁鸡汤

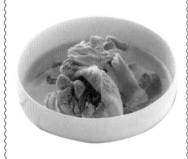

【原料】人参片 15 克，酸枣仁 20 克，鸡腿 1 只，红枣 8 枚，盐 5 克。

【制作】人参片、红枣洗净。鸡腿剁块，放入沸水中氽烫后捞出，洗净。鸡腿和人参片、红枣、酸枣仁放入锅中，加 1000 毫升水，以大火煮开，转小火续炖 25 分钟。起锅前加盐调味即成。

【用法】佐餐食用。

【功效】催眠镇痛，镇静安神。适用于心悸怔忡、失眠健忘、体虚多汗患者。

莲子百合芡实排骨汤

【原料】排骨 200 克，莲子（不去心）、芡实、百合各适量，盐 3 克。

【制作】排骨洗净，斩块，汆去血水。莲子去皮，洗净。芡实洗净。百合洗净泡发。将排骨、莲子、芡实、百合放入砂煲中，注入清水，大火烧沸，改为小火煲 2 小时，加盐调味即可。

【用法】佐餐食用。

【功效】健脾养血，养心安神。适用于失眠患者。

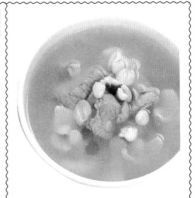

桂圆牛骨髓汤

【原料】桂圆肉 50 克，牛骨髓 250 克，牛肉 150 克，生姜 10 克，料酒 5 克，盐适量。

【制作】将牛骨髓、牛肉放入开水中煮几分钟，捞出后洗净，牛骨髓切段，牛肉切成片。桂圆肉、生姜分别用水洗净。将全部食材同放入炖盅内，加适量清水和少许料酒，加盖用文火炖 4 小时，用盐调好口味即可。

【用法】佐餐食用。

【功效】强健筋骨，增强记忆力。适用于失眠患者。

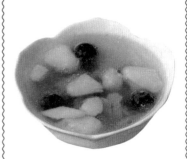

银耳柑橘柠檬汤

【原料】柑橘半个，银耳 50 克，柠檬 1 个，冰糖适量。

【制作】银耳泡软，洗净去蒂，撕成小朵。柑橘剥开取瓣。柠檬去皮、籽，入榨汁机中榨成柠檬汁备用。锅内加适量清水，放银耳煮沸，转小火续煮 30 分钟。待煮开入味后，加入冰糖、柠檬汁搅匀，最后放柑橘略煮即可。

【用法】佐餐食用。

【功效】补脾开胃，滋阴润肺。适用于失眠患者。

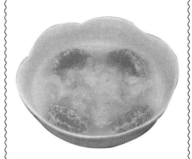

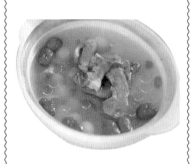

枸杞莲子猪心汤

【原料】猪心 1 个，莲子（不去心）60 克，红枣 15 克，枸杞 15 克，盐适量。

【制作】猪心处理干净，放入锅中，加入适量清水煮熟后洗净，切片备用。红枣、莲子、枸杞分别洗净备用。把全部食材放入锅中，加清水适量，文火煲 2 小时，加盐调味即可。

【用法】佐餐食用。

【功效】养心安神，健脾养胃。适用于失眠患者。

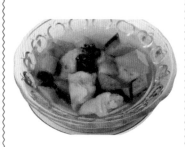

菜头蹄子汤

【原料】猪脚 2 只，咸菜头 200 克，姜、葱各 10 克。

【制作】将猪脚剁块，洗净。咸菜头浸泡，去掉一部分咸味，洗净，切片。葱洗净切段，姜拍松。将猪脚放入锅内，加清水适量、姜、葱，用大火煮沸，撇去浮沫，改用小火炖猪脚至熟，放入咸菜片，再炖至猪脚酥烂即可。

【用法】佐餐食用。

【功效】养心安神，润肠通便。适用于心悸不宁、失眠多梦患者。

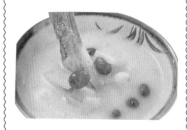

莲子鱼尾汤

【原料】莲子 100 克，节瓜 500 克，红枣 4 粒，花生 100 克，鱼尾 1 条，姜、盐各适量。

【制作】节瓜去皮，洗净切厚件。花生和莲子洗净，红枣去核后洗净。鱼尾去鳞，洗净待用。锅加油烧热，入鱼尾略煎，捞出沥油。锅内入水适量，烧滚后下节瓜、花生、红枣、莲子、鱼尾和姜片，再烧沸后改慢火煲 2 小时，下盐调味即成。

【用法】佐餐食用。

【功效】清心泻火，强心安神。适用于失眠患者。

人参猪蹄汤

【原料】人参须、黄芪、麦冬、枸杞各 10 克，薏米 50 克，猪蹄 200 克，胡萝卜 100 克，姜片 3 克，盐 3 克。

【制作】将各种食材洗净，人参须、黄芪、麦冬放入袋中包起。枸杞、薏米、胡萝卜、猪蹄放入锅中。锅中入姜片、水，煮滚后小火煮 30 分钟，捞出药材包，煮至猪蹄熟透，加盐调味即可。

【用法】佐餐食用。

【功效】益气养心，滋补身体。适用于失眠患者。

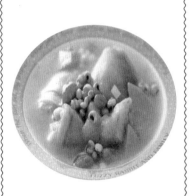

黄梨桑葚汤

【原料】黄梨 150 克，桑葚 150 克，冰糖适量。

【制作】将黄梨洗净，切丁放入锅中烧开后煮 10 分钟。将桑葚用清水冲洗干净，放入黄梨汤锅中煮 10 分钟，加入冰糖，置温即成。

【用法】食桑葚、黄梨丁、饮汤。

【功效】滋阴生津，养心安神。适用于大便干结、心情郁闷、失眠患者。

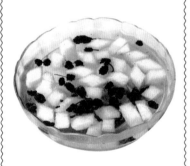

黑豆浮小麦汤

【原料】黑豆 30 克，浮小麦 30 克，大枣 5 枚。

【制作】黑豆、浮小麦淘净与大枣同煎至熟后，去渣留汁。

【用法】每日 1 次，分 2 碗饮服。或代茶饮。

【功效】补脾和胃，益气生津。适用于失眠患者。

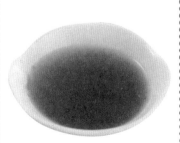

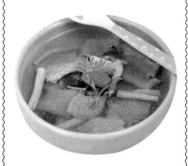

灵芝肉片汤

【原料】猪瘦肉 150 克，党参 10 克，灵芝 12 克，葱花、姜片各 5 克，盐 6 克，香油 3 克。

【制作】猪瘦肉洗净，切片。党参、灵芝用温水略泡备用。净锅上火，放油烧热，将葱花、姜片爆香，下入猪肉片煸炒，倒入水烧开，下入党参、灵芝，加盐煲至成熟，淋入香油即可。

【用法】佐餐食用。

【功效】补气安神，滋肾宁心。适用于失眠患者。

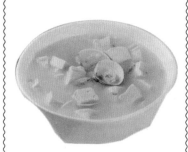

黄豆蛤蜊豆腐汤

【原料】水发黄豆 95 克，豆腐 200 克，蛤蜊 200 克，姜片、葱花各少许，盐 2 克，胡椒粉适量。

【制作】洗净的豆腐切成小方块，蛤蜊洗净备用。锅中注水烧开，倒入黄豆，用小火煮 20 分钟，至其熟软。倒入豆腐、蛤蜊、姜片、盐，用小火煮 8 分钟，至食材熟透。撒入胡椒粉拌匀。关火后盛出煮好的汤料，装入碗中撒上葱花即成。

【用法】佐餐食用。

【功效】益气宽中，清热解毒。适用于失眠患者。

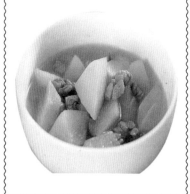

核桃冰糖炖梨

【原料】核桃仁 30 克，梨 150 克，冰糖 30 克。

【制作】梨洗净，去皮、核，切块。核桃仁洗净。将梨块、核桃仁放入砂锅中，加入适量清水，用文火煲 30 分钟，再下入冰糖调味即可食用。

【用法】佐餐食用。

【功效】清热润肺，缓解失眠。适用于失眠患者。

黑豆乌鸡汤

【原料】乌鸡肉 250 克，水发黑豆 70 克，姜片、葱段各少许，盐 3 克，料酒 4 毫升。

【制作】乌鸡肉洗净，切成小块，入沸水中氽去血水，捞出装盘。黑豆洗净备用。砂锅中加水适量，倒入黑豆，大火烧开，放乌鸡肉、姜片，加适量料酒。转小火炖至鸡肉熟透，放盐调味，撒葱段即可。

【用法】佐餐食用。

【功效】滋阴补肾，养血调心。适用于失眠患者。

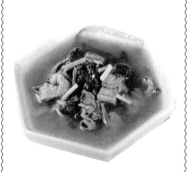

枸杞青蒿甲鱼汤

【原料】甲鱼块 600 克，枸杞 10 克，青蒿 8 克，地骨皮 10 克，姜片少许，鸡汤 10 毫升，料酒 16 毫升，盐 2 克。

【制作】甲鱼块热水中焯 3 分钟。砂锅中注水烧开，放入青蒿、地骨皮、姜片、枸杞、甲鱼块、鸡汤、料酒。拌匀，烧开后再用小火煮 30 分钟，至食材熟透。放盐拌匀调味。关火后盛出煮好的汤料，装入汤碗中。

【用法】佐餐食用。

【功效】补充营养，改善睡眠。适用于失眠患者。

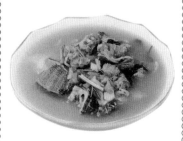

百合猪肉汤

【原料】莲子肉 50 克，百合 50 克，猪瘦肉 250 克，盐适量。

【制作】炒锅置火上，加水，放入莲子肉、百合，再放入猪瘦肉，武火烧开锅后，文火煮 20 分钟，放入适量盐，搅动片刻即可食用。

【用法】佐餐食用。

【功效】滋阴润燥，宁心养神。适用于失眠患者。

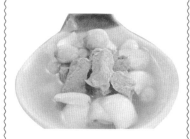

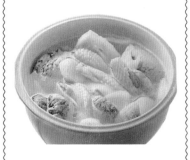

姜片海参炖鸡汤

【原料】海参 3 只，鸡腿 150 克，生姜适量，盐 5 克。

【制作】鸡腿洗净，剁块，余烫后捞出。姜洗净，切片。海参洗净，切块，余烫，捞起备用。锅内加入适量水，煮开，加入鸡块、姜片煮沸，转小火炖约 20 分钟，加入海参续炖 5 分钟，加盐调味即成。

【用法】佐餐食用。

【功效】强身补虚，宁心安神。适用于失眠、多梦、烦躁不安患者。

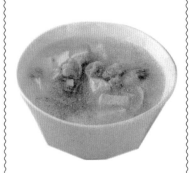

丝瓜蛤蜊豆腐汤

【原料】蛤蜊 400 克，豆腐 150 克，丝瓜 100 克，姜片、葱花各少许，盐 2 克，胡椒粉、植物食用油适量。

【制作】丝瓜切成小块。豆腐切成小方块。蛤蜊切开，去除内脏，清洗干净，待用。锅中注水烧开，加植物食用油、盐、姜片、豆腐块、蛤蜊，搅拌匀，用大火煮约 4 分钟，至蛤蜊肉熟软。倒入丝瓜块，搅匀，再煮 2 分钟，至食材熟透，撒上少许胡椒粉，搅拌匀。关火后盛入汤碗中，撒上葱花即成。

【用法】佐餐食用。

【功效】清热凉血，促进睡眠。适用于暑热所致的失眠、烦躁、焦虑患者。

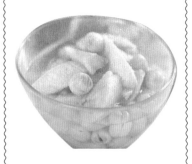

香蕉莲子汤

【原料】香蕉 2 根，莲子 100 克，糖 5 克。

【制作】香蕉去皮，切成小段。莲子放入水中泡发后，去掉莲心。将莲子倒入锅中，加适量清水煮至熟软，再加入香蕉、糖煮 10 分钟即可食用。

【用法】佐餐食用。

【功效】强心安神，润肠通便。适用于便秘、失眠患者。

滋补牛肚汤

【原料】牛肚 200 克，百合 50 克，枸杞 10 克，盐少许，高汤适量。

【制作】牛肚洗净，入锅汆水后，捞出沥干备用。百合、枸杞洗净。净锅上火，倒入高汤，加盐，下入牛肚、百合、枸杞，煲至牛肚熟即可。

【用法】佐餐食用。

【功效】补益脾胃，补气养血。适用于气血不足、营养不良、失眠患者。

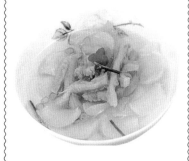

无花果茶树菇鸭汤

【原料】鸭肉 500 克，水发茶树菇 120 克，无花果 20 克，枸杞、姜片、葱花各少许，盐 2 克，料酒 18 毫升。

【制作】茶树菇切去老茎，切段。鸭肉斩成小块，焯 2 分钟，备用。砂锅中注水烧开，倒入鸭块、无花果、枸杞、姜片、茶树菇、料酒，拌匀，用小火煮 40 分钟，至食材熟透。放入盐，搅匀调味。将煮好的汤料盛出，装入汤碗中，撒葱花即成。

【用法】佐餐食用。

【功效】安定情绪，缓解失眠。适用于便秘、失眠患者。

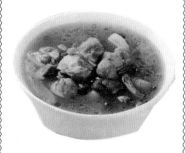

芡实猪肉汤

【原料】莲子肉 50 克，芡实 50 克，猪瘦肉 200 克，盐适量。

【制作】锅置火上入水，放入莲子肉、芡实、猪瘦肉，武火烧开后，转文火煮 20 分钟，加少量盐，即可食用。

【用法】佐餐食用。

【功效】补脾固肾，改善失眠。适用于神经衰弱、夜睡梦多患者。

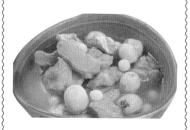

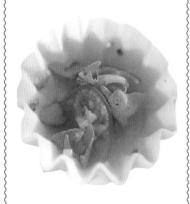

西红柿猪肝汤

【原料】猪肝 100 克，西红柿 250 克，生粉、盐、葱花各适量。

【制作】西红柿洗净，切片。猪肝洗净，切片，加盐及生粉拌匀。锅内注适量水，水开后放入西红柿，再次烧开后放盐。待西红柿九成熟时放入猪肝，迅速搅散猪肝，待水开撒葱花即可。

【用法】佐餐食用。

【功效】健胃消食，清热解毒。适用于失眠患者。

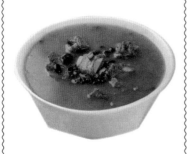

杜仲黑豆排骨汤

【原料】排骨 600 克，杜仲 10 克，水发黑豆 100 克，姜片、葱花各少许，料酒 10 毫升，盐 3 克。

【制作】排骨焯熟后捞出备用。砂锅中注水烧开，放入杜仲、姜片、黑豆、排骨，搅拌匀。淋入料酒，继续搅拌片刻。锅烧开后用小火炖 1 小时，待排骨酥软，放盐拌匀调味。关火后将煮好的汤料盛出，装入汤碗，撒上葱花即成。

【用法】佐餐食用。

【功效】健脾利湿，促进睡眠。适用于失眠患者。

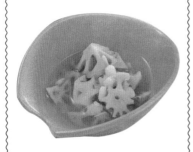

桃仁莲藕汤

【原料】莲藕 250 克，桃仁 10 克，胡萝卜、盐各适量。

【制作】莲藕、胡萝卜洗净切小块，桃仁，放入铝锅或砂锅内，加适量水共煮汤，煮熟后加少量盐调味食用。

【用法】佐餐食用。

【功效】活血化瘀，安眠。适用于失眠患者。

红枣猪肝香菇汤

【原料】猪肝 220 克，香菇 30 克，红枣 6 颗，枸杞、生姜、盐各适量。

【制作】猪肝洗净切片。香菇洗净，用温水泡发。红枣、枸杞分别洗净。姜洗净，去皮切片。锅中注水烧沸，入猪肝汆去血沫。炖盅装水，放入所有食材，上蒸笼蒸 3 小时，加盐后即可食用。

【用法】佐餐食用。

【功效】醒酒安神，益气补血。适用于失眠患者。

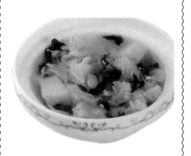

双耳枸杞雪梨汤

【原料】雪梨 140 克，水发银耳 100 克，水发木耳 70 克，枸杞 10 克，冰糖 40 克。

【制作】木耳和银耳撕小块，雪梨切丁。砂锅中注水烧热，倒入银耳、木耳、梨丁，再撒上洗净的枸杞，煮沸后用火煮约 15 分钟，至食材熟透。倒入冰糖，搅拌匀，续煮片刻，至其溶化。关火后盛出煮好的雪梨汤，装入汤碗即成。

【用法】佐餐食用。

【功效】改善失眠。适用于失眠患者。

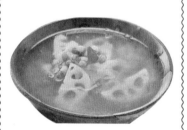

绿豆鲜藕汤

【原料】鲜藕、绿豆、肉汤、盐、胡椒粉、生姜各适量。

【制作】将绿豆洗净，用清水泡 2 小时。鲜藕去皮、节，洗净，切片。生姜洗净，切片。净锅置火上，下藕片煮 5 分钟，用凉水冲净。汤锅置火上，加入肉汤，烧开后下藕片、绿豆、生姜片，一起炖至绿豆酥烂，加胡椒粉、盐调味，装碗即可。

【用法】佐餐食用。

【功效】清热，凉血，安眠。适用于失眠患者。

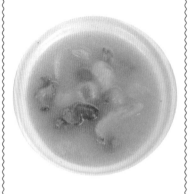

桂圆猪心汤

【原料】猪心 200 克，百合、桂圆各适量，枸杞 10 克，盐 3 克。

【制作】猪心洗净，切块。百合洗净，浸泡。桂圆剥壳取肉，洗净备用。枸杞洗净，浸泡备用。锅中烧水，放入猪心氽烫去血水，捞出沥干。锅中放入猪心、百合、桂圆、枸杞，加入适量清水，大火烧沸后转小火炖 1 小时，加盐调味即可。

【用法】佐餐食用。

【功效】定惊安神，养心补血。适用于失眠多梦、精神分裂、癫痫、癔病患者。

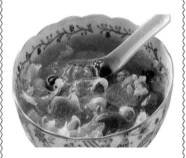

莲子山药甜汤

【原料】银耳 100 克，莲子 50 克，百合 50 克，红枣 6 颗，山药 100 克，冰糖适量。

【制作】银耳洗净，泡发备用。红枣划几个刀口。山药洗净，去皮，切成块。银耳、莲子、百合、红枣同时入锅煮约 20 分钟，待莲子、银耳煮软，将准备好的山药放入一起煮，加入冰糖调味即可。

【用法】佐餐食用。

【功效】补气和血，润肠益胃。适用于贫血、骨质疏松、失眠患者。

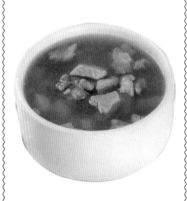

茯苓核桃瘦肉汤

【原料】猪瘦肉 150 克，核桃仁 50 克，茯苓 15 克，姜片少许，盐 2 克，料酒 4 毫升。

【制作】猪瘦肉洗净切小块，氽水后捞出冲净。核桃仁、茯苓分别洗净备用。砂锅中加水煮沸，放姜片，再放入茯苓、核桃仁、瘦肉块，淋入料酒搅匀。上盖烧开后转小火炖至食材熟透，放盐调味即可。

【用法】佐餐食用。

【功效】镇静，安神，安眠。适用于体热及烦躁失眠患者。

红枣鳙鱼汤

【原料】红枣 4 颗，枸杞少许，鳙鱼头 1 个（约 300 克），盐 4 克。

【制作】鳙鱼头洗净，沥水备用。红枣泡发洗净。枸杞泡发，去杂质洗净。将鳙鱼头、红枣、枸杞一起放入汤盅内，加入开水，上笼蒸熟取出，调入盐拌匀即可食用。

【用法】佐餐食用。

【功效】暖胃益人，醒酒安神。适用于失眠患者。

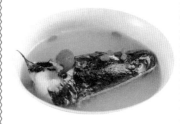

海藻莴笋叶汤

【原料】海藻 70 克，莴笋叶 200 克，鸡蛋 1 个，盐 2 克，香油 2 毫升，植物食用油适量。

【制作】鸡蛋打散调匀。莴笋叶切段。锅中注水烧开，倒入少许植物食用油，放入盐。倒入莴笋叶，煮 1 分 30 秒，至其熟软加入海藻，煮沸。倒入鸡蛋液，搅拌匀，至其成蛋花。淋入香油，拌匀。关火后盛出即成。

【用法】佐餐食用。

【功效】改善失眠，缓解疲劳。适用于失眠、贫血患者。

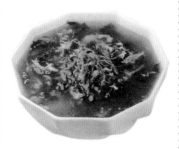

荔枝银耳汤

【原料】西瓜 50 克，荔枝肉 50 克，银耳 200 克，冰糖适量。

【制作】银耳泡水，去蒂，切小块，入滚水烫热，沥干。西瓜去皮，切小块。冰糖加适量水熬成汤汁，待凉。将西瓜、荔枝肉、银耳、冰糖水放入碗中，拌匀即可。

【用法】佐餐食用。

【功效】提神补脑，缓解失眠。适用于失眠患者。

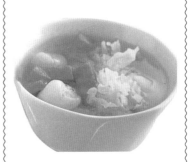

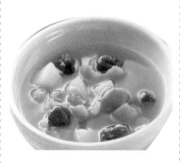

桂圆山药红枣汤

【原料】桂圆 100 克，新鲜山药 150 克，红枣 15 克，冰糖适量。

【制作】山药削皮洗净，切小块。红枣洗净。锅内加 3 碗水煮开，加入山药块煮沸，再下红枣。待山药熟透、红枣松软，将桂圆剥壳加入，待桂圆之香甜味渗入汤中即可熄火，加冰糖提味。

【用法】佐餐食用。

【功效】预防失眠，健脾养胃。适用于失眠患者。

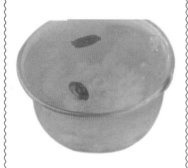

西洋参蜂蜜汤

【原料】西洋参 15 克，冰糖 30 克，蜂蜜适量。

【制作】西洋参洗净，备用。砂锅中注入适量水烧开。放入冰糖，倒入西洋参，用小火煮 3 分钟，至药材析出有效成分后关火。待药膳汤微冷却，加入适量蜂蜜，搅拌均匀即可饮用。

【用法】佐餐食用。

【功效】缓解紧张，促进睡眠。适用于失眠患者。

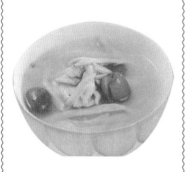

黄花菜猪肉汤

【原料】猪瘦肉 500 克，黄花菜 80 克，红枣 10 枚，盐少许。

【制作】将猪瘦肉洗净，切成小块，备用。红枣去核洗净，同处理好的黄花菜、猪肉、盐一起放入煲中煲至猪瘦肉烂，即可饮汤食肉。

【用法】佐餐食用。

【功效】养气益血，安眠。适用于失眠患者。

黄豆猪蹄汤

【原料】猪蹄 100 克，远志 10 克，黄豆 150 克，葱 1 根，盐 5 克，料酒 8 毫升。

【制作】黄豆泡水洗净。猪蹄洗净，斩块。葱洗净切丝。锅中注水适量，放入猪蹄氽烫，捞出沥水。黄豆和远志入锅加水适量，大火煮开，再改小火慢煮约 4 小时，至黄豆熟。加入猪蹄，再续煮约 1 小时，调入盐和料酒，撒上葱丝即可。

【用法】佐餐食用。

【功效】养心神，助睡眠。适用于心悸、失眠、焦虑、健忘患者。

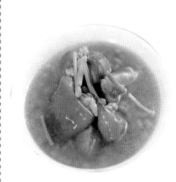

西洋参瘦肉汤

【原料】猪瘦肉 90 克，西洋参 6 克，枸杞少许，料酒 4 毫升，盐少许。

【制作】猪瘦肉切丁。锅中注水烧开，放入西洋参、瘦肉丁、料酒，煮沸后转小火炖煮约 20 分钟，至食材熟软。加盐，拌匀调味，续煮一会儿，至汤汁入味。装入汤碗中，撒上备好的枸杞即成。

【用法】佐餐食用。

【功效】增强体质，延年益寿。适用于失血、咽干口渴、虚热烦倦、失眠患者。

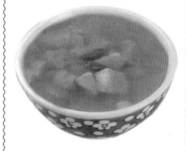

黄花菜海参鸡汤

【原料】干黄花菜 10 克，海参 200 克，鸡腿 1 个，当归 10 克，黄芪 15 克，枸杞 15 克，盐适量。

【制作】将当归、黄芪洗净，用棉布袋包起，熬取药汁备用。干黄花菜洗净，泡软。海参洗净，去除内脏后切小块。鸡腿洗净，切成大块。将海参、鸡腿氽烫，捞起。将干黄花菜、海参、鸡腿、枸杞一起放入锅中，加入药材汤汁、盐，煮至熟即可。

【用法】佐餐食用。

【功效】增强大脑功能，缓解精神压力。适用于失眠患者。

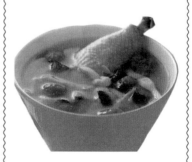

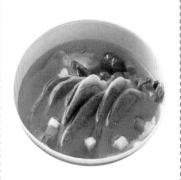

菖蒲猪心汤

【原料】猪心1个，石菖蒲15克，远志5克，当归1片，丹参10克，红枣6个，盐、葱花各适量。

【制作】猪心处理干净，余去血水，煮熟后捞出切片。将石菖蒲、远志、当归、丹参和红枣置入锅中加水熬煮汤。将切好的猪心放入已熬好的汤中煮沸，加盐、葱花即可。

【用法】佐餐食用。

【功效】滋养心阴，安神调志。适用于失眠患者。

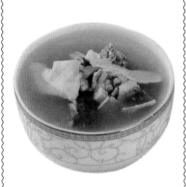

茯苓甲鱼汤

【原料】甲鱼肉300克，茯苓15克，枸杞8克，黄芪8克，陈皮4克，姜片少许，盐2克，胡椒粉少许，料酒8毫升。

【制作】甲鱼肉入水焯3分钟，沥干水分，盛放在盘中，备用。砂锅注水烧开，撒上姜片、茯苓、黄芪、陈皮、枸杞、甲鱼肉、料酒。煮沸后用小火续煮约40分钟，至食材熟透，放入盐，撒上胡椒粉，略煮片刻至入味，放入碗中即成。

【用法】佐餐食用。

【功效】降低胃酸值，调节免疫。适用于体热及烦躁失眠患者。

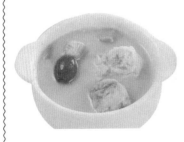

南瓜红枣排骨汤

【原料】南瓜700克，排骨500克，红枣8粒，瑶柱25克，姜1片。

【制作】南瓜去皮去籽，洗净切厚块。排骨放入滚水中煮5分钟，捞起洗净。红枣洗净去核。瑶柱洗净，用清水浸软，约需1小时。水适量放入煲内煲滚，放入排骨、瑶柱、南瓜、红枣、姜煲滚，慢火煲3小时即可。

【用法】佐餐食用。

【功效】补中益气，安眠。适用于失眠患者。

香菇山鸡汤

【原料】香菇 20 克，山鸡腿 70 克，盐适量。

【制作】生香菇洗净，切片。山鸡腿洗净，剁成适当大小，放入滚水中氽烫。将水、香菇放入锅中，开中火，待滚后再放入山鸡腿。煮熟后，以盐调味即可。

【用法】佐餐食用。

【功效】健脾胃，消积食。适用于失眠患者。

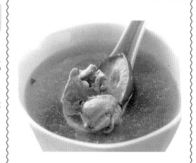

人参糯米鸡汤

【原料】鸡腿肉块 200 克，水发糯米 120 克，红枣 20 克，桂皮 20 克，姜片 15 克，人参片 10 克，盐 3 克，料酒 5 毫升。

【制作】锅中注入适量水烧开，倒入鸡腿肉块，搅拌匀，淋入料酒。用大火煮一会儿，氽去血渍，捞出待用。在砂锅中注水，大火烧开。放入姜片，加入红枣、桂皮、人参片。倒入鸡肉块，放入洗净的糯米，搅拌匀，使食材散开。盖上盖儿，煮沸后用小火煮约 40 分钟，至食材熟透。揭盖，加盐，转中火拌煮片刻，至汤汁入味。关火后盛出即成。

【用法】佐餐食用。

【功效】补中益气，养血安神。适用于失眠患者。

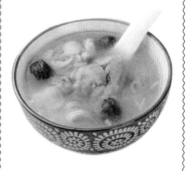

莲子芡实瘦肉汤

【原料】猪瘦肉 350 克，莲子、芡实各少许，盐 5 克。

【制作】猪瘦肉洗净，切块。莲子洗净，去心。芡实洗净。猪瘦肉氽水后洗净备用。将猪瘦肉、莲子、芡实放入炖盅，加适量水。锅置火上，将炖盅放入，隔水炖 1.5 小时，加盐即可。

【用法】佐餐食用。

【功效】改善失眠，缓解压力。适用于失眠患者。

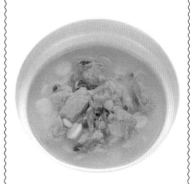

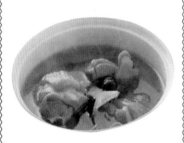

远志山药鸡汤

【原料】远志 10 克，山药 20 克，鸡腿 150 克，盐 5 克。

【制作】鸡腿斩块，放入沸水中氽汤，捞出冲净。远志和山药洗净。将鸡腿、远志、山药一起放入锅中，加水盖过食材。以大火煮开，转小火续煮 40 分钟，加盐调味即可。

【用法】佐餐食用。

【功效】安神益智，祛痰消肿。适用于失眠多梦、健忘惊悸、神志恍惚患者。

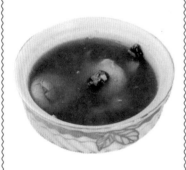

黄连阿胶蛋黄汤

【原料】黄连 10 克，阿胶 9 克，黄芩 3 克，白芍 3 克，鸡蛋 2 个，糖 15 克。

【制作】鸡蛋打开，取蛋黄，备用。砂锅中注水烧开，放入黄连、黄芩、白芍，用小火煮 20 分钟，至其析出有效成分，把药材捞出。放入阿胶，倒入蛋黄，用小火煮 10 分钟，至其熟透。放入糖拌匀，略煮片刻，至糖溶化。把煮好的汤品盛出，装入碗中即成。

【用法】佐餐食用。

【功效】交通心肾，补血安神。适用于心悸不安、失眠患者。

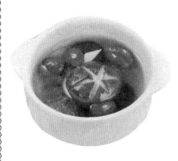

大枣冬菇汤

【原料】大红枣 15 枚，干冬菇 15 个，生姜、花生油、料酒、盐各适量。

【制作】先将干冬菇洗净泥沙，红枣洗净，去核。将清水、冬菇、红枣、盐、料酒、生姜片、热花生油少许一起放入蒸碗内盖严，上笼蒸 60～90 分钟，出笼即可。

【用法】佐餐食用。

【功效】益气活血，安眠。适用于冠心病、高血压病、失眠患者。

淡菜酸枣瘦肉汤

【原料】猪瘦肉 400 克，淡菜 30 克，酸枣仁 20 克，盐各 5 克。

【制作】猪瘦肉洗净切块，入沸水中氽去血水。淡菜洗净，稍微浸泡。酸枣仁洗净。将猪瘦肉、淡菜、酸枣仁放入锅中，加入清水，炖 2 小时加盐即可食用。

【用法】佐餐食用。

【功效】镇静安神，补益心脾。适用于情绪烦躁、注意力障碍的失眠患者。

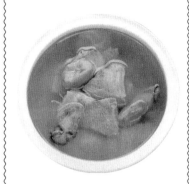

百合半夏薏米汤

【原料】干百合 10 克，半夏 8 克，水发薏米 100 克，冰糖 25 克。

【制作】砂锅中注入适量水烧开。倒入洗净的百合、半夏，放入洗好的薏米，搅拌匀。盖上盖儿，用小火煮 30 分钟，至食材熟透。倒入备好的冰糖，煮至冰糖溶化。搅拌片刻，使汤味道均匀。关火后盛出煮好的汤品，装入碗中即成。

【用法】佐餐食用。

【功效】交通心肾，补血安神。适用于眩晕耳鸣、失眠患者。

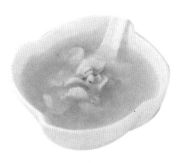

山药黄芪煲鸡汤

【原料】鸡肉 400 克，黄芪片、桂圆、山药各适量，枸杞 15 克，盐 5 克。

【制作】鸡肉洗净斩块，氽水。黄芪洗净。桂圆洗净，去壳、核。山药洗净，切片。枸杞洗净，浸泡。将鸡肉、黄芪、桂圆、山药、枸杞放入锅中，加适量清水慢炖 2 小时。加入盐调味即可食用。

【用法】佐餐食用。

【功效】助消化，补虚劳，益气力。适用于失眠患者。

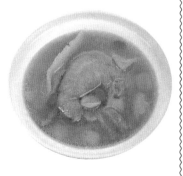

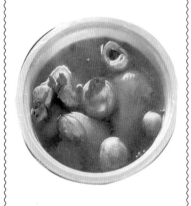

口蘑枸杞山鸡汤

【原料】山鸡肉 350 克，口蘑 80 克，枸杞 10 克，葱 2 根，姜 1 块，盐 6 克，料酒、香油各 5 克。

【制作】山鸡肉洗净剁块，氽水。口蘑去蒂，洗净切片。葱洗净切段。姜洗净切片备用。锅中烧水，放香油、葱段、姜片煮沸，下鸭块、口蘑。调入料酒炖煮约 40 分钟，再放枸杞煮 20 分钟，放入盐调味即可。

【用法】佐餐食用。

【功效】强身补虚，宁心安神。适用于失眠、多梦、烦躁不安患者。

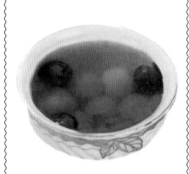

桂圆枣仁红枣饮

【原料】桂圆肉 100 克，红枣 20 克，酸枣仁 10 克，冰糖 20 克。

【制作】砂锅中注水烧开，倒入红枣、酸枣仁、桂圆肉，搅拌均匀。用小火煮 15 分钟，至药材析出有效成分，放入冰糖。搅匀，煮至冰糖完全溶化，装入杯中即成。

【用法】佐餐食用。

【功效】补血安神，补养心脾。适用于心悸健忘、神疲食少、失眠患者。

紫菜猪心汤

【原料】紫菜 50 克，猪心 250 克，盐、料酒、姜片、葱段、猪油各适量。

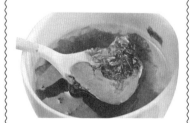

【制作】将紫菜用清水泡发，去杂洗净泥沙。将猪心剖开洗净，下沸水锅氽去血水，捞出洗净切片。烧热锅加猪油，煸香葱姜，放入猪心，烹料酒煸炒至水干。加入清水、盐烧煮至猪心熟烂，加入紫菜烧沸，出锅装入汤碗即成。

【用法】佐餐及单服均可，每周 1~2 次，连续服用 3~4 个月。

【功效】清热利尿，安神定惊。适用于虚烦不眠、心悸怔忡、失眠健忘患者。

远志锁阳乌鸡汤

【原料】乌鸡 250 克，远志 15 克，锁阳 10 克，姜片 5 克，盐 3 克。

【制作】乌鸡洗净，斩块，氽水。远志、锁阳洗净备用。净锅上火倒入水，加入盐、姜片，下入乌鸡、远志、锁阳煮熟即可。

【用法】佐餐食用。

【功效】养心神，助睡眠。适用于心悸、失眠、焦虑、健忘患者。

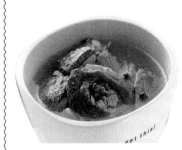

夏枯草瘦肉汤

【原料】猪瘦肉 100 克，夏枯草、枸杞各 10 克，盐少许。

【制作】将洗净的瘦肉切成丁，装入碗中，待用。砂锅中注水烧开，放入夏枯草搅拌匀，煮沸后用小火煮约 15 分钟，至其析出有效成分。捞出药材与杂质。倒入枸杞，放入瘦肉丁，快速搅拌匀。烧开后用小火煮约 20 分钟，至食材熟透，加盐调味。用中火续煮一会儿，使调料溶于汤汁中。关火后盛出煮好的瘦肉汤，装入碗中即成。

【用法】佐餐食用。

【功效】交通心肾，补血安神。适用于眩晕耳鸣、健忘、失眠患者。

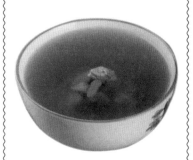

山药薏米枸杞汤

【原料】山药 25 克，薏米 50 克，生姜 3 片，枸杞 10 克，冰糖适量。

【制作】山药去皮洗净，切块。枸杞、薏米用清水泡发好后洗净。将备好的以上材料放入锅中，加水适量，先用大火煮沸后再以小火煲约 1.5 小时。加入冰糖调味即可。

【用法】佐餐食用。

【功效】益心安神，帮助消化。适用于失眠患者。

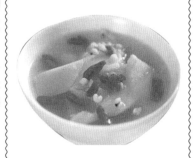

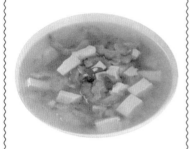

苦瓜豆腐汤

【原料】苦瓜 150 克，豆腐 200 克，枸杞少许，盐 3 克，植物食用油适量。

【制作】苦瓜洗净，去籽切片。豆腐洗净后切成小方块，焯水备用。锅内放油，下苦瓜片炒匀，加水煮至苦瓜熟软，倒入豆腐块。放枸杞，煮至食材熟透，加适量盐调味即可。

【用法】佐餐食用。

【功效】健脾开胃，清热去暑。适用于失眠患者。

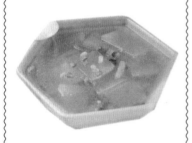

三冬汤

【原料】天冬 10 克，麦冬 10 克，冬瓜 300 克，葱花少许，盐 2 克，植物食用油适量。

【制作】洗好去皮的冬瓜切成片。砂锅中注水烧开，放入天冬、麦冬，搅拌匀，用小火煮 15 分钟，至其析出有效成分。放入切好的冬瓜，搅拌匀，用小火续煮 10 分钟，至冬瓜熟软。倒入植物食用油、盐搅拌均匀，至食材入味。关火后盛出煮好的汤品，装入碗中，撒上葱花。

【用法】佐餐食用。

【功效】清心泻火，宁心安神。适用于口干舌燥、小便赤短、失眠患者。

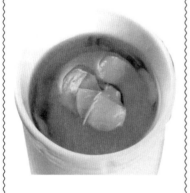

百合炖雪梨

【原料】雪梨 1 个，百合 50 克，枸杞适量，糖少许。

【制作】雪梨洗净，去皮，挖去中间的核。百合洗净，放入雪梨中心，撒上少许糖，再撒上枸杞。放入锅中炖煮 15 分钟即可。

【用法】佐餐食用。

【功效】滋阴润燥，宁心养神。适用于酒精依赖引起的失眠患者。

枸杞蛋包汤

【原料】枸杞5克，鸡蛋2个，盐半匙。

【制作】枸杞用水泡软，洗净备用。锅中加2碗水煮开后转中火，打入鸡蛋。将枸杞放入锅中和鸡蛋同煮至熟，加盐调味即可。

【用法】佐餐食用。

【功效】滋补益气，清心除烦。适用于失眠患者。

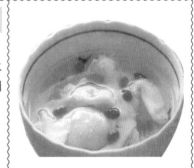

金银花丹参鸭汤

【原料】鸭肉400克，金银花8克，丹参12克，盐2克，料酒20毫升。

【制作】锅中注水，倒入鸭肉，加少许料酒，大火煮沸，去血水，捞出备用。砂锅中注水烧开。放入金银花、丹参，倒入鸭肉，加剩余料酒，烧开后用小火炖1小时。放入盐搅匀调味。把炖煮好的汤品盛出，装入碗中即成。

【用法】佐餐食用。

【功效】清心泻火，宁心安神。适用于口干舌燥、小便赤短、失眠患者。

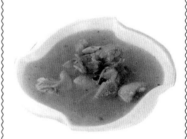

鲜菇蛋汤

【原料】鸡蛋3个，鲜平菇250克，青菜心50克，料酒1茶匙，盐、酱油适量。

【制作】将鲜平菇洗净，撕成薄片，在沸水中略烫一下，捞出备用。将鸡蛋磕入碗中，加料酒、少许盐搅匀。青菜心洗净切成段。炒锅置旺火上，倒约2汤匙油烧热，下青菜心煸炒，放入平菇，倒入适量水烧开，加盐、酱油，倒入鸡蛋，再烧开即成。

【用法】佐餐食用。

【功效】滋补益气，通便排毒。适用于便秘、失眠患者。

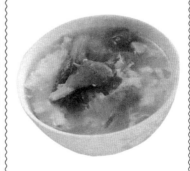

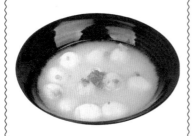

胡萝卜鸽蛋汤

【原料】鸽蛋 15 个，山芹 50 克，胡萝卜 30 克，盐少许，葱花 3 克，高汤、食用植物油各适量。

【制作】山芹去根洗净，胡萝卜去皮，均切末备用。净锅上火，倒入食用植物油，将葱花炝香，倒入高汤，下入鸽蛋、山芹末、胡萝卜末，加盐烧沸，煲至熟即可。

【用法】佐餐食用。

【功效】清热解毒，有助睡眠。适用于便秘、失眠患者。

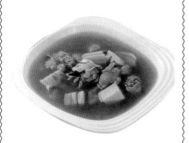

黑豆莲藕鸡汤

【原料】水发黑豆 100 克，鸡肉 300 克，莲藕 180 克，姜片少许，盐少许，料酒 5 毫升。

【制作】将洗净去皮的莲藕切成丁。鸡肉斩成小块，入水焯 3 分钟。砂锅中注水烧开，放入姜片。倒入鸡块和黑豆。倒入藕丁，淋入料酒，煮沸后用小火炖煮约 40 分钟，至食材熟透，加盐搅匀调味，续煮至食材入味。关火后盛出即可。

【用法】佐餐食用。

【功效】补益肝肾，养血安神。适用于失眠多梦、浑身燥热、失眠患者。

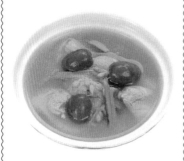

红枣小麦瘦肉汤

【原料】猪瘦肉 400 克，甘草、小麦、红枣各适量，盐 5 克。

【制作】猪瘦肉洗净，切块，氽去血水。甘草、小麦、红枣均洗净。将洗净后的猪瘦肉、甘草、小麦、红枣一同放入沸水锅中炖汤，大火煮开后以小火炖 2 小时。调入盐即可食用。

【用法】佐餐食用。

【功效】益气补血，安神助眠。适用于失眠患者。

桂圆红枣鸽蛋汤

【原料】熟鸽蛋120克，话梅肉、桂圆肉、红枣各6颗，盐3克，冰糖4克。

【制作】熟鸽蛋去皮洗净。话梅肉、桂圆肉、红枣清理干净备用。净锅上火，倒入水，加盐，加熟鸽蛋、话梅肉、桂圆肉、红枣烧开，调入冰糖煲至熟即可。

【用法】佐餐食用。

【功效】补血安神，补养心脾。适用于健忘、心悸、神经衰弱导致的失眠患者。

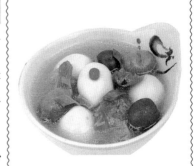

萝卜排骨汤

【原料】排骨段400克，白萝卜300克，红枣35克，姜片少许，盐2克，胡椒粉少许，料酒7毫升。

【制作】将洗净去皮的白萝卜切成小块，备用。锅中注入适量水烧开，倒入排骨段，入水焯5分钟。砂锅中注水烧开，倒入排骨段，撒上姜片，放入红枣。淋入料酒提味。煮沸后转小火炖煮约30分钟，至食材熟软。倒入白萝卜，搅拌匀，用小火续煮约15分钟，至食材熟透。加盐、胡椒粉搅匀调味，再煮片刻，至汤汁入味，关火后盛出即可。

【用法】佐餐食用。

【功效】清肝泻火，镇心安神。适用于急躁易怒、失眠患者。

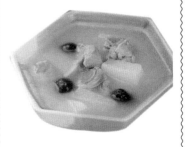

银耳鹌鹑汤

【原料】鹌鹑1只，银耳10克，枸杞、红枣各适量，盐2克。

【制作】鹌鹑洗净。银耳、枸杞均洗净泡发。红枣去蒂洗净。瓦煲注水烧开，放入鹌鹑稍滚5分钟，捞出洗净。将枸杞、红枣、鹌鹑放进瓦煲，注入清水，大火烧开后下入银耳，改小火煲炖1.5小时，加盐调味即可。

【用法】佐餐食用。

【功效】补气和血，缓解失眠。适用于失眠患者。

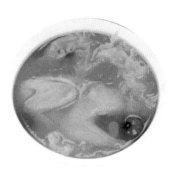

鸽肉莲子红枣汤

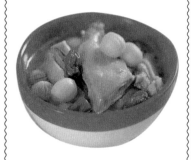

【原料】鸽子 1 只，莲子 60 克，红枣 25 克，姜 5 克，盐 6 克，植物食用油适量。

【制作】鸽子洗净，斩成小块。莲子、红枣泡发洗净。姜洗净切片。鸽块下入沸水中氽去血水后，捞出沥干，备用。锅入油烧热，用姜片爆锅，下入鸽块稍炒后，加适量清水，下入红枣、莲子一起炖 35 分钟至熟，调入盐即可。

【用法】佐餐食用。

【功效】强心安神，清心泻火。适用于失眠患者。

玉竹百合牛蛙汤

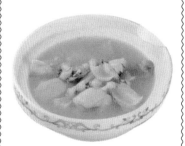

【原料】玉竹 12 克，鲜百合 45 克，牛蛙 100 克，姜片少许，鸡汁 20 毫升，盐 2 克。

【制作】将处理好的牛蛙斩成小块，备用。砂锅中注水烧开，倒入牛蛙块，放入姜片，加入洗净的玉竹、百合，拌匀。淋入鸡汁，搅拌几下，用小火煮 40 分钟，至食材熟透。放入盐拌匀，煮至食材入味。关火后盛出煮好的汤品，装入碗中即成。

【用法】佐餐食用。

【功效】滋阴降火，养心安神。适用于心烦不寐、心悸不安、失眠患者。

百合桂圆瘦肉汤

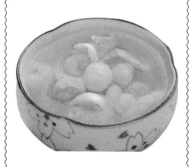

【原料】猪瘦肉 300 克，桂圆 15 克，百合 20 克，盐 5 克。

【制作】猪瘦肉洗净，切块。桂圆去壳。百合洗净。锅入水烧沸，下猪瘦肉氽去血水，捞出洗净。锅中注水，烧沸，放入猪瘦肉、桂圆、百合，大火烧沸后以小火慢炖 1.5 小时，加盐调味，出锅装入炖盅即可。

【用法】佐餐食用。

【功效】养阴润肺，清心安神。适用于失眠患者。

绿豆鹌鹑汤

【原料】绿豆50克，鹌鹑1只，猪瘦肉50克，盐5克。

【制作】绿豆洗净泡发。猪瘦肉切成厚块。鹌鹑洗净斩成块，与猪瘦肉块一起下入沸水中氽去血水后捞出。将绿豆下入锅中煮至熟烂，再下入其余材料一起煲25分钟，调入盐即可。

【用法】佐餐食用。

【功效】清热解毒，消肿下气。适用于失眠患者。

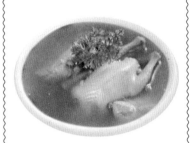

白萝卜海带汤

【原料】白萝卜200克，海带180克，姜片、葱花各少许，盐2克，植物食用油适量。

【制作】将洗净去皮的白萝卜切成丝，洗好的海带切成丝，备用。用油起锅，放入姜片爆香。倒入白萝卜丝，炒匀。注入适量水，烧开后煮3分钟至熟。倒入海带，拌匀，煮沸。放入盐搅匀，煮沸。把煮好的汤品盛出，装入碗中，放上葱花即成。

【用法】佐餐食用。

【功效】清热化痰，和中安神。适用于头重目眩、口苦、失眠患者。

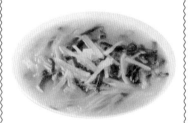

丝瓜虾米蛋汤

【原料】丝瓜250克，虾米50克，鸡蛋2个，花生油、葱花、盐各适量。

【制作】将丝瓜刮去外皮，切成菱形块。鸡蛋加盐打匀。虾米用温水泡软。炒锅上火，将油烧热，倒入鸡蛋液，摊成两面金黄的鸡蛋饼，用铲切成小块，铲出待用。锅中放油再烧热，下葱花炒香，放入丝瓜炒软，加入适量开水、虾米烧沸，煮约5分钟，下鸡蛋再煮3分钟，这时汤汁变白，调好咸淡即可出锅。

【用法】佐餐食用。

【功效】解毒通便，促进睡眠。适用于心悸怔忡、失眠患者。

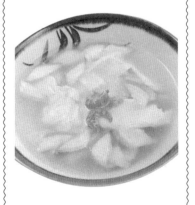

酸辣鸡蛋汤

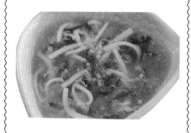

【原料】鸡蛋2个，嫩豆腐50克，水发木耳50克，胡椒粉2汤匙，醋2汤匙，酱油1汤匙，香油、盐、葱花各适量，水淀粉2汤匙。

【制作】把鸡蛋打在碗里，搅匀。把木耳择洗干净，撕成小片或切成丝。豆腐切成小片或细条待用。炒锅置旺火，下油1汤匙，用少量葱花炝锅，倒入水700毫升左右，把豆腐、木耳、盐、胡椒粉、醋和酱油下锅烧开，勾入水淀粉拌匀，把鸡蛋液均匀地淋入锅中，待蛋花刚刚浮起时点香油，撒葱花，出锅即成。

【用法】佐餐食用。

【功效】补中益气，安心宁神。适用于口臭口渴、失眠患者。

草鱼豆腐汤

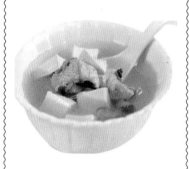

【原料】草鱼300克，橘皮10克，盒装豆腐1/3块，盐3克。

【制作】橘皮刮去部分内面白瓢（不全部刮净），洗净切细丝。草鱼洗净，去皮，切片。豆腐洗净，切小块。锅中加3碗水后煮开，下豆腐、鱼片，转小火稍煮，待鱼肉熟透，加盐调味，撒上橘丝即可。

【用法】佐餐食用。

【功效】开胃滋补，益气和中。适用于失眠患者。

灵芝红枣瘦肉汤

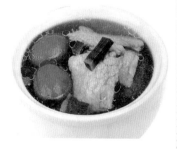

【原料】猪瘦肉300克，灵芝4克，红枣适量，盐6克。

【制作】猪瘦肉洗净，切片，入沸水锅氽汤后，捞出沥干水分。灵芝、红枣洗净备用。净锅上火，倒入水，下入猪瘦肉烧开，撇去浮沫，下灵芝、红枣煲至熟，调入盐即可。

【用法】佐餐食用。

【功效】补气安神，止咳平喘。适用于失眠患者。

蜜枣马蹄草鱼汤

【原料】草鱼 300 克，苹果、马蹄各 100 克，蜜枣 2 颗，盐少许。

【制作】草鱼洗净斩段，过油煎香。苹果洗净，去核切块。马蹄去皮洗净。蜜枣洗净。汤锅加入适量清水，将上述食材全部放入锅中，用大火煮沸，撇去浮沫，转用小火慢炖 2 小时，加盐调味即可。

【用法】佐餐食用。

【功效】清热解毒，改善失眠。适用于失眠患者。

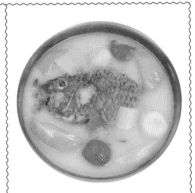

黄花菜蛋汤

【原料】干黄花菜 100 克，鸡蛋 3 个，料酒、盐、葱、姜、清汤各适量。

【制作】将干黄花用清水多洗几遍，再用温水泡 2 小时左右，发开后择洗干净，挤干水，码整齐，从中间切断。葱、姜切丝。鸡蛋加盐、料酒搅打均匀。炒锅上火，放油烧至六成热，把鸡蛋炒熟放入汤盆中。锅中留油少许，烧热，投入葱姜丝，煸炒出香味，倒入黄花菜，加少许料酒、盐及汤，烧开后撇去浮沫，倒入汤盆即可。

【用法】佐餐食用。

【功效】缓解压力，改善失眠。适用于失眠患者。

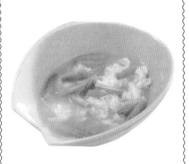

橘皮鱼片豆腐汤

【原料】三文鱼（即鲑鱼）300 克，橘皮 10 克，盒装豆腐 1/3 块，盐 1 小匙。

【制作】橘皮刮去部分内面白瓤（不全部刮净），洗净切细丝。三文鱼洗净，去皮，切片。豆腐洗净，切小块。锅中加 3 碗水煮开，下豆腐、鱼片，转小火约煮 2 分钟，待鱼肉熟透，加盐调味，撒上橘皮丝即可。

【用法】佐餐食用。

【功效】益气和中，生津润燥。适用于天气烦热或心理因素（如焦虑、心神不宁）所引起的失眠患者。

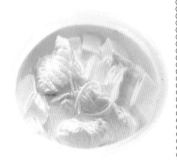

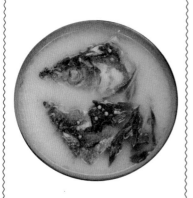

茼蒿鱼头汤

【原料】鳙鱼头 1 个，茼蒿 200 克，胡椒 5 克，盐少许。

【制作】鳙鱼头处理干净，剖成两半后放入热油锅煎香。茼蒿摘洗干净。胡椒洗净。净锅上火，倒入水，下入鱼头、茼蒿煲至熟，加入胡椒继续炖 20 分钟。调入盐搅匀，起锅即可。

【用法】佐餐食用。

【功效】养心安神，润肺补肝。适用于失眠患者。

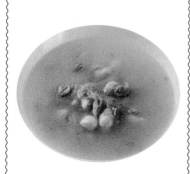

玉米须牡蛎汤

【原料】牡蛎肉 200 克，玉米须 20 克，姜片、葱花各少许，盐 2 克，胡椒粉适量。

【制作】玉米须用水冲洗干净备用。牡蛎肉处理干净，备用。锅中加水煮沸，放姜片、盐，倒入玉米须搅动几下，再倒入牡蛎肉搅匀。盖上盖儿，煮沸后转中火煮至食材熟透，撒上胡椒粉、葱花即可。

【用法】佐餐食用。

【功效】镇静安神，潜阳补阴。适用于因躁狂发作引起的失眠患者。

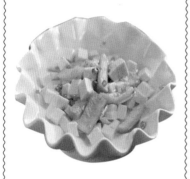

丝瓜豆腐汤

【原料】鲜丝瓜 150 克，嫩豆腐 200 克，葱、姜各 10 克，盐、酱油、米醋、植物食用油各适量。

【制作】丝瓜去皮，洗净切片。豆腐切块。姜、葱洗净切丝。热油投入姜、葱煸香，加适量水，下豆腐块和丝瓜片，大火烧沸。用文火煮 3~5 分钟，调入盐、酱油、米醋即可。

【用法】佐餐食用。

【功效】清热凉血，安心宁神。适用于失眠患者。

第五节　药　茶　方

　　茶饮包括药茶及药饮。药茶是指用茶及药物按一定比例制成的供饮用的液体。茶方有的含有茶叶，有的不含茶叶，也有的药物是经晒干、粉碎制成的粗末制品。药饮是将药物或者食品经浸泡或压榨、煎煮，提取分离而制成的有效成分含量比较高的饮用液体。药膳茶饮不同于其他药膳食品，其基本原料是中药或者茶叶，而食品仅占很小的比例。

酸枣仁莲子茶

　　【原料】干莲子半杯，酸枣仁 10 克，冰糖 2 大匙。

　　【制作】干莲子泡水 10 分钟。酸枣仁放入棉布袋内备用。将莲子沥干水分后放入锅中，放入酸枣仁后，加入 800 毫升清水，以大火煮沸，再转小火续煮 20 分钟，关火。加入冰糖搅拌至溶化，滤取茶汁即可。

　　【用法】代茶频饮。

　　【功效】强心，镇静，安神。适用于抑郁、失眠患者。

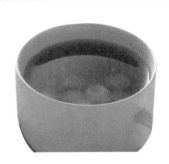

首乌丹参茶

　　【原料】丹参 15 克，制首乌 15 克。

　　【制作】将丹参切片，制首乌汁成粗末，二味共入饮水杯中，开水冲泡。

　　【用法】代茶频饮，无味为止，每日 1~2 剂。

　　【功效】滋补肝肾，活血祛瘀，安神除烦。适用于顽固性失眠患者。

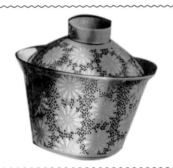

银杏叶川芎红花茶

　　【原料】川芎 10 克，银杏叶 5 克，红花 4 克。

　　【制作】砂锅中注入适量水烧开，放入备好的药材，搅散。盖上盖儿，煮沸后用小火煮约 5 分钟，至其析出有效成分。揭盖，搅拌片刻，关火后盛出煮好的药茶。装入杯中，趁热饮用即可。

　　【用法】代茶频饮。

　　【功效】活血化瘀，通经活络。适用于急躁善怒、失眠患者。

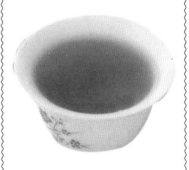

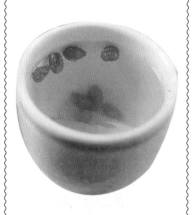

玫瑰枸枣茶

【原料】干玫瑰花 6 朵，去核红枣 3 颗，黄芪 2 片，枸杞 5 克。

【制作】将所有中药材料洗净，红枣切半。干燥玫瑰花先用热开水浸泡，再冲泡。将全部材料放入壶中，加入热开水，浸泡约 3 分钟即可。

【用法】代茶频饮。

【功效】舒气活血，行气解郁。适用于心情抑郁、失眠患者。

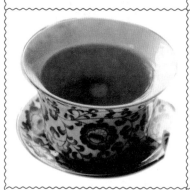

莲龙安神茶

【原料】莲子 300 克，龙眼肉 3 个。

【制作】将莲子捣成末，每次取 20 克，放入保温杯中，加入龙眼肉 3 个，冲入适量沸水，盖紧杯盖，焖 20 分钟即可。

【用法】代茶随时饮用，临睡前半小时必饮 1 杯。

【功效】养心安神，补脾涩肠。适用于失眠患者。

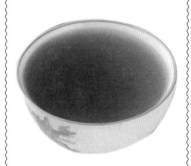

桑菊桃仁茶

【原料】桑叶 5 克，菊花 6 克，桃仁 4 克，蜂蜜适量。

【制作】砂锅中注水，用大火烧热，倒入桃仁、桑叶、菊花，搅拌均匀。盖上盖儿，烧开后用小火煮约 15 分钟，至其析出有效成分，搅拌几下，用中火略煮片刻。将煮好的药茶盛出，过滤倒入杯中。淋入少许蜂蜜，搅拌均匀即可饮用。

【用法】代茶频饮。

【功效】活血化瘀，通经活络。适用于急躁善怒、失眠患者。

玫瑰花茶

【原料】干玫瑰花 10 克。

【制作】干玫瑰花用清水稍微冲洗一下，放入杯中。用开水冲泡，加盖儿焖 10 分钟左右即可，可随时饮用。

【用法】代茶频饮。

【功效】理气解郁，舒气活血。适用于心情烦闷、失眠患者。

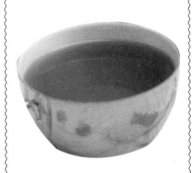

百合鸡蛋黄汤

【原料】百合 60 克，蛋黄 2 个，糖适量。

【制作】将百合洗净，加水 3 碗煎至 2 碗。取蛋黄 2 个，并搅烂，倒入拌匀，再加入糖调味。

【用法】分 2 次 1 天内服完。

【功效】养阴润肺，清心安神。适用于心脏病变引起的心烦失眠患者。

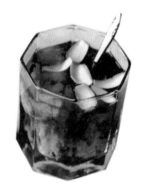

淡竹叶茅根茶

【原料】淡竹叶 15 克，白茅根 10 克。

【制作】砂锅中注水烧开。放入备好的淡竹叶、白茅根，用勺搅拌均匀。烧开后用小火煮约 10 分钟至其析出有效成分。捞出药材，关火后盛出煮好的药茶，装入杯中即成。

【用法】代茶频饮。

【功效】清热化痰，和中安神。适用于头重目眩、口苦、失眠患者。

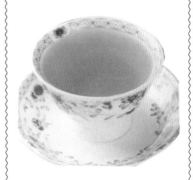

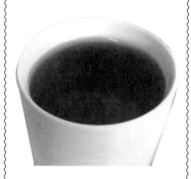

地麦茶

【原料】生地 5 克，天冬、麦冬各 6 克。

【制作】将生地、天冬、麦冬分别用清水稍微冲洗一下，去除杂质。一起放入杯中，用沸水冲泡，加盖儿焖 10 分钟即可饮用。

【用法】代茶频饮。

【功效】清热凉血，润燥生津。适用于失眠患者。

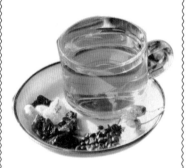

桂圆枣仁茶

【原料】桂圆肉 10 克，炒枣仁 10 克。

【制作】将炒枣仁捣碎，与桂圆肉一同放入保温杯中，冲入适量开水，盖上盖儿，焖 20 分钟即成。

【用法】每日 1 次，于临睡前半小时饮用。

【功效】养血安神。适用于神经衰弱引起的失眠、心悸及记忆力减退等患者。

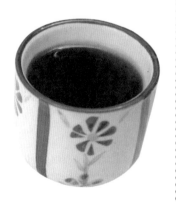

夜交藤草本茶

【原料】夜交藤 5 克，酸枣仁 2 克。

【制作】将酸枣仁焙干后砸碎，夜交藤稍微冲洗，备用。以上材料一起放入茶杯中，用沸水冲泡。加盖儿焖 20 分钟即可。

【用法】本品可代茶频频饮用，每晚睡前服 1 剂。

【功效】宁心安神，催眠镇痛。适用于心悸怔忡、失眠健忘、体虚多汗患者。

山楂莱菔子茶

【原料】山楂 6 克，莱菔子 5 克，麦芽 8 克。

【制作】将以上药材用清水冲洗干净，然后入沸水中冲泡，加盖儿焖 10 分钟。或将以上药材入锅加水煎汁，煎煮好后取汁加糖拌匀调味，可随时饮用。

【用法】代茶频饮。

【功效】健脾和胃，消食导滞。适用于失眠患者。

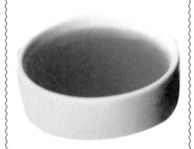

大黄绿茶

【原料】大黄 6 克，绿茶 4 克，蜂蜜少许。

【制作】砂锅中注水烧开，放入大黄、绿茶。盖上盖儿，煮沸后用小火煮约 10 分钟，至其析出有效成分。揭盖儿，搅拌一小会儿，关火后盛出煮好的药茶。滤取茶汁，装入杯中，加入少许蜂蜜拌匀，趁热饮用即可。

【用法】代茶频饮。

【功效】清热化痰，和中安神。适用于头重目眩、口苦、失眠患者。

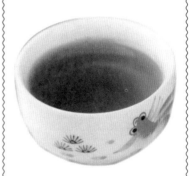

党参红枣茶

【原料】党参 20 克，红枣 10~20 枚。

【制作】将党参和红枣一同煮茶饮用。

【用法】代茶饮用。

【功效】补脾和胃，益气生津。适用于失眠患者。

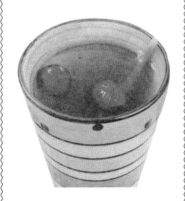

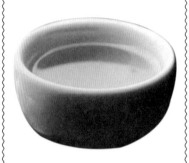

百合小麦茶

【原料】百合 15 克，浮小麦 8 克，莲子、夜交藤各 15 克，甘草 3 克，红枣 10 克。

【制作】将百合、浮小麦、莲子、夜交藤、红枣、甘草分别用清水稍做冲洗。一起放入锅中，加适量清水煎汁，先用大火煮沸后再转以小火续煮 10 分钟。去渣取汁饮用。

【用法】代茶频饮。

【功效】养阴润肺，清心安神。适用于阴虚久咳、失眠多梦、精神恍惚患者。

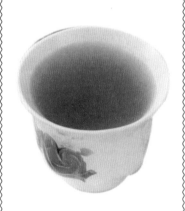

神曲山楂麦芽茶

【原料】鲜山楂 40 克，神曲、麦芽各少许。

【制作】山楂切去头尾，切开，去核，把果肉切成小块，备用。砂锅中注入适量水烧开，倒入备好的麦芽、山楂。盖上盖儿，用小火煮约 15 分钟至其析出有效成分。倒入神曲，拌匀，煮约 2 分钟。关火后盛出煮好的茶水，装入杯中即成。

【用法】代茶频饮。

【功效】和胃化滞，宁心安神。适用于胸闷嗳气、恶心呕吐、失眠患者。

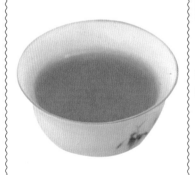

桑葚茶

【原料】桑葚 100 克，清水适量。

【制作】将桑葚用清水冲洗干净，放入锅内，加水 500 毫升。用大火煮开后再转以小火续煮，煎煮至药汁剩下 300 毫升即可，依个人口味可加入蜂蜜调味。

【用法】代茶频频饮用，每日 1 剂。

【功效】补肝益肾，稳定情绪。适用于失眠患者。

丹参茶

【原料】丹参 10 克，干玫瑰花 3 克。

【制作】将丹参和干玫瑰花分别用清水稍微冲洗一下，放入杯中。用沸水冲泡，加盖儿焖 10 分钟后即可饮用。

【用法】代茶频饮。

【功效】活血祛瘀，安神宁心。适用于失眠患者。

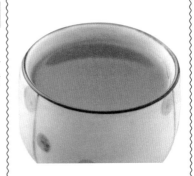

柑橘山楂饮

【原料】柑橘 100 克，山楂 80 克。

【制作】将柑橘去皮，果肉分成瓣。洗净的山楂对半切开，去核，将果肉切成小块。砂锅中注入适量水烧开，倒入柑橘、山楂，用小火煮 15 分钟，至其析出有效成分。揭盖，略微搅动片刻。将煮好的柑橘山楂饮盛出，装入碗中即成。

【用法】代茶频饮。

【功效】和胃化滞，宁心安神。适用于胸闷嗳气、恶心呕吐、失眠患者。

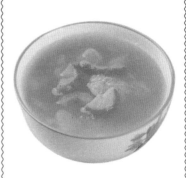

西瓜茶

【原料】西瓜汁 180 毫升，绿茶 4 克。

【制作】将绿茶加入适量清水煎煮成茶汁，加入西瓜汁一起拌匀即可饮用。

【用法】代茶频饮。

【功效】清热解暑，生津止渴。适用于失眠患者。

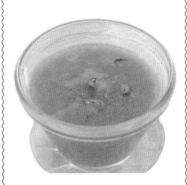

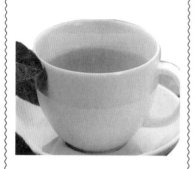

竹叶莲心茶

【原料】鲜竹叶 20 克，莲子心 10 克。

【制作】将鲜竹叶、莲子心稍做清洗。一同放入锅中，加入适量清水，大火煮沸，转以小火续煮 8 分钟，去渣取汁。

【用法】代茶频饮，1 天内服完。

【功效】强心安神，清热除烦。适用于失眠患者。

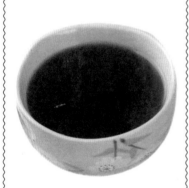

生地莲子心饮

【原料】生地 5 克，莲子心 3 克。

【制作】砂锅中注水，用大火烧开，倒入洗净的生地，放入备好的莲子心。盖上盖儿，煮沸后用小火煮约 10 分钟，至其析出有效成分。搅拌片刻，用大火续煮一会儿。盛出煮好的汤品，装入汤碗中，稍微冷却后饮用即可。

【用法】代茶频饮。

【功效】滋阴降火，养心安神。适用于心烦不寐、心悸不安、失眠患者。

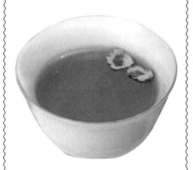

山楂五味子茶

【原料】山楂 30 克，五味子 15 克，糖适量。

【制作】山楂、五味子用清水冲洗干净，一同放入锅中。用大火煮沸后再转以小火续煮 10 分钟打汁，用同样的方法水煎 2 次，取汁混匀。调入糖，即可饮用。

【用法】本品可代茶频频饮用，每日 1 剂。

【功效】消食化积，行气散瘀。适用于失眠患者。

党参当归茶

【原料】党参 10 克，白术 15 克，当归 15 克。

【制作】将党参、白术、当归分别用清水冲洗一下，洗去杂质备用。一起放入杯中，用沸水冲泡，加盖儿焖 10 分钟即可饮用。

【用法】代茶频饮。

【功效】益气健脾，补血活血。适用于失眠患者。

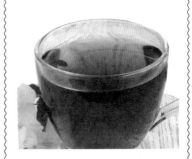

酸枣仁枸杞茶

【原料】酸枣仁 8 克，枸杞 5 克。

【制作】砂锅中注入适量水烧开，倒入洗净的枸杞、酸枣仁。盖上盖儿，用小火煮 15 分钟，至析出营养成分。揭开盖儿，搅拌几下。把煮好的酸枣仁枸杞茶盛出，装入杯中即成。

【用法】代茶频饮。

【功效】补益肝肾，养血安神。适用于失眠多梦、浑身燥热、失眠患者。

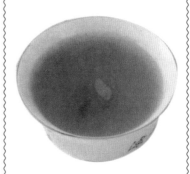

地黄麦冬五味子

【原料】生地 20 克，熟地 15 克，麦冬 12 克，五味子 6 克。

【制作】砂锅中注水烧开，倒入洗好的药材。盖上盖儿，烧开后用小火煮约 20 分钟，至药材析出有效成分。揭盖，搅拌匀，用中火续煮片刻。关火后盛出煮好的药茶。滤取茶汁，装入茶杯中，趁热饮用即可。

【用法】代茶频饮。

【功效】清心泻火，宁心安神。适用于口干舌燥、小便短赤、失眠患者。

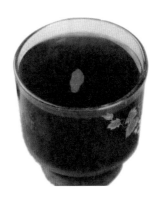

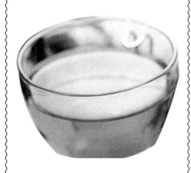

山楂麦芽茶

【原料】山楂 15 克，生麦芽 30 克，太子参 15 克，竹叶心 10 克。

【制作】将山楂、生麦芽、太子参、竹叶心分别用清水洗净，去除杂质。一同入锅中，加水适量煎汁，先用大火煮沸后，再转以小火煮 10 分钟，去渣取汁。

【用法】随时饮用。

【功效】益气清心，生津润肺。适用于失眠患者。

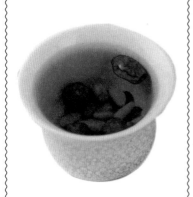

决明子红枣枸杞茶

【原料】红枣 15 克，决明子 6 克，枸杞 10 克。

【制作】砂锅中注入适量水烧开，倒入洗好的红枣、决明子、枸杞。盖上盖儿，用小火煮 20 分钟，至药材析出有效成分。揭开盖子，把煮好的茶水盛出，装入茶杯中即成。

【用法】代茶频饮。

【功效】补益肝肾，养血安神。适用于失眠多梦、浑身燥热患者。

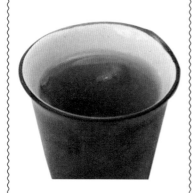

枸杞桂圆养心茶

【原料】枸杞 6 克，桂圆肉 5 克。

【制作】将枸杞子、桂圆肉冲洗干净，放入茶杯中。加入沸水冲泡，加盖儿焖 20 分钟后即可饮用。

【用法】代茶频频饮用，最后将药渣嚼烂，用药茶送服。每日上午和晚上各服 1 剂。

【功效】清热降压，止咳化痰。适用于失眠患者。

党参二仁茶

【原料】党参、桂圆肉、酸枣仁、柏子仁各5克。

【制作】酸枣仁焙干后砸碎。党参切成小碎块备用。将酸枣仁、党参与桂圆肉、柏子仁一起放入茶杯中，用沸水冲泡。加盖儿焖20分钟即可。

【用法】代茶频频饮用，每晚睡前服1剂。

【功效】补中益气，健脾益肺。适用于失眠患者。

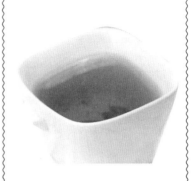

合欢花夜交藤茶

【原料】夜交藤15克，合欢花7克。

【制作】砂锅中注入适量水，用大火烧开。倒入洗净的夜交藤、合欢花，烧开后用小火煮约20分钟，至药材析出有效成分。搅拌匀，用中火续煮片刻。关火后盛出煮好的茶水，滤取茶汁，装入茶杯中，趁热饮用即可。

【用法】代茶频饮。

【功效】解郁，安神，安眠。适用于失眠患者。

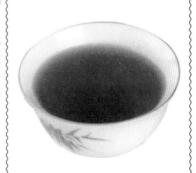

致远安神定志茶

【原料】茯神5克，远志、石菖蒲、五味子各3克。

【制作】五味子去杂后洗净、砸碎。远志、石菖蒲、茯神均切成小碎块。所有材料一起放入杯中，用沸水冲泡。加盖儿焖20分钟即可。

【用法】本品可代茶频频饮用，可边饮边加开水冲泡。每日上午和晚上睡前各服用1剂。

【功效】安神益智，祛痰消肿。适用于失眠患者。

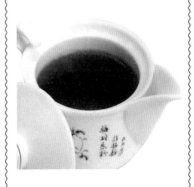

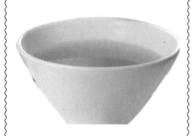

桂圆西洋参茶

【原料】桂圆肉 10 克，西洋参 2 克，冰糖适量。

【制作】将西洋参切成小碎块，备用。同桂圆肉、冰糖一起放入茶杯中，用沸水冲泡。加盖儿焖 20 分钟即可。饮用时搅拌药茶，使冰糖完全融化后再饮用，将药渣嚼碎，用药茶送服。

【用法】每日上午和晚上睡前各饮 1 剂。

【功效】补血安神，补养心脾。适用于神经衰弱导致的失眠患者。

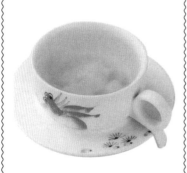

人参茯苓麦冬茶

【原料】麦冬 20 克，茯苓 15 克，人参片 8 克。

【制作】砂锅中注入适量水烧开，放入备好的麦冬和茯苓。盖上盖儿，煮沸后用小火煲煮约 15 分钟，至其析出有效成分。撒上洗净的人参片，快速搅拌匀。转中火煮约 2 分钟，至人参析出药用成分。关火后盛出煮好的茶，装入茶杯。

【用法】代茶频饮。

【功效】益气镇惊，安神定志。适用于多梦易醒、失眠患者。

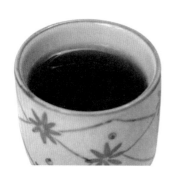

黑豆百合茶

【原料】黑豆、合欢花、浮小麦各 30 克，蜂蜜适量。

【制作】将黑豆、合欢花、浮小麦用清水稍微冲洗一下，放入锅中。加入 600 毫升清水，煎至约 250 毫升。倒入杯中后加入蜂蜜即可服用。

【用法】代茶频频饮用，睡前服用 1 剂。

【功效】解郁，安神，安眠。适用于失眠患者。

双冬安神茶

【原料】麦冬 5 克，天门冬 8 克。

【制作】将麦冬、天门冬分别用清水稍微冲洗一下，然后沥干水分。将以上材料一起放入茶杯中，倒入适量的沸开水冲泡一会。加盖儿焖 20 分钟即可饮用。

【用法】本品可代茶频频饮用，直到泡至无味，每日 1 剂。

【功效】抗疲劳，调失眠。适用于失眠患者。

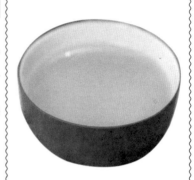

柏子仁养心茶

【原料】当归 10 克，枸杞 8 克，柏子仁 6 克，石菖蒲 5 克，茯神 4 克。

【制作】砂锅中注入适量水，用大火烧开。倒入洗好的药材，烧开后用小火煮约 15 分钟，至药材析出有效成分。搅拌均匀，用中火续煮片刻。关火后盛出煮好的养心茶，滤取茶汁，装入碗中，趁热饮用即可。

【用法】代茶频饮。

【功效】养心安神，润肠通便。适用于失眠患者。

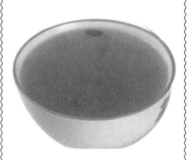

灵芝茶

【原料】灵芝片 8 克，刺五加 6 克，淫羊藿 6 克。

【制作】将灵芝片、刺五加、淫羊藿分别用清水稍做冲洗。一同放入杯中，用沸水冲泡，加盖儿焖 10 分钟即可。

【用法】随时饮用。

【功效】补气安神，滋补肝肾。适用于失眠患者。

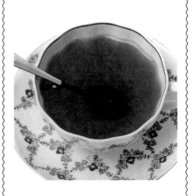

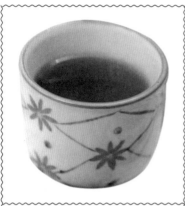

五味子枸杞茶

【原料】五味子 15 克，枸杞 20 克，冰糖适量。

【制作】取经醋炙过的五味子、切碎的枸杞，一起放入茶杯中。加入适量冰糖，用沸水冲泡。加盖儿焖 20 分钟即可。

【用法】每日 1 剂，随时冲泡，随时饮用。

【功效】滋补肝肾，缓解疲劳。适用于失眠患者。

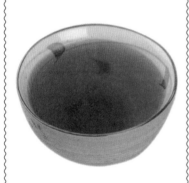

丹参枣仁安神茶

【原料】酸枣仁 25 克，丹参 12 克。

【制作】砂锅中注入适量水，用大火烧开。倒入洗净的酸枣仁和丹参，烧开后用小火煮约 15 分钟，至药材析出有效成分。搅匀，用中火续煮片刻。关火后盛出煮好的安神茶。滤取茶汁，装入碗中，趁热饮用即可。

【用法】代茶频饮。

【功效】宁心安神，催眠镇痛。适用于心悸怔忡、失眠健忘、体虚多汗患者。

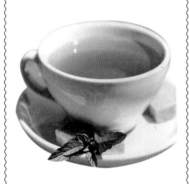

合欢花茶

【原料】合欢花 15 克（鲜品 30 克），蜂蜜适量。

【制作】合欢花洗净，放入杯中。用沸水冲泡，加盖儿焖 20 分钟。加入适量蜂蜜，搅匀即可服用。

【用法】本品可代茶频频饮用，睡前服用 1 剂。

【功效】镇静安神，治疗失眠。适用于失眠患者。